DOCTEUR A. ARTHUIS.

TRAITEMENT

DES

MALADIES NERVEUSES

ET DES AFFECTIONS RHUMATISMALES

PAR

L'ÉLECTRICITÉ STATIQUE

PARIS

ADRIEN DELAHAYE, LIBRAIRE-ÉDITEUR,

PLACE DE L'ÉCOLE-DE-MÉDECINE.

1873

ELECTROTHÉRAPIE STATIQUE

DOCTEUR A. ARTHUIS.

TRAITEMENT

DES

MALADIES NERVEUSES

ET DES AFFECTIONS RHUMATISMALES

PAR

L'ÉLECTRICITÉ STATIQUE

PARIS

ADRIEN DELAHAYE, LIBRAIRE-ÉDITEUR,

PLACE DE L'ÉCOLE-DE-MÉDECINE.

1873

Tous droits de traduction et de reproduction réservés.

INTRODUCTION

L'électricité statique est appelée à rendre les plus grands services à l'art médical.

De tous les traitements en usage contre les *maladies nerveuses* et *rhumatismales*, aucun ne peut être comparé, pour son efficacité, au traitement électrique que nous exposons. Pourtant nous sommes les premiers à reconnaître que l'électrothérapie est encore à l'état d'enfance.

A coup sûr de grands travaux ont été faits par nos devanciers : ce n'est que justice de le constater. Mais les meilleurs manquent singulièrement de méthode et représentent plutôt des tâtonnements et des essais brillants que des conquêtes décisives. Comme toutes les choses qui provoquent l'engouement, l'électricité a plus d'une fois découragé ses adeptes; aussi ne l'a-t-on vue jusqu'ici briller que d'un éclat intermittent et, pour nombre de praticiens, elle n'est pas encore sortie du domaine de l'empirisme.

Plusieurs causes ont concouru à ce résultat : mais plus que toute autre, la confusion faite entre l'électricité *dynamique* et l'électricité *statique*.

Que de fois ne nous est-il pas arrivé de recevoir des réponses de ce genre : — N'insistez pas, j'ai déjà essayé de l'électricité, mais en vain !

Ou bien :

— Ne me parlez pas d'électricité, c'est atroce !

A quoi nous répondions invariablement :

— Essayez de la *nôtre*.

— Comment de la *vôtre?*... Il y a donc deux sortes d'électricités, docteur ?

— Mais oui, il y a deux sortes d'électricités : l'une, dite *dynamique*, créée artificiellement par des piles; c'est celle que vous avez essayée et qui vous a si peu réussi. L'autre, dite *statique*, née du simple frottement, et analogue à l'électricité naturelle qui est contenue dans l'air que nous respirons ; c'est la *nôtre*.

L'électricité dynamique, comme nous l'établirons dans le cours de ce travail, est souvent dangereuse, rarement efficace. Le nombre des maladies qu'elle peut guérir est très-restreint. Produite par la décomposition chimique de métaux attaqués par des acides violents, elle emporte avec elle dans l'organisme assez de son essence originelle pour y causer souvent les plus grands troubles. Presque toujours le malade la redoute et ne la reçoit qu'à contre-cœur.

L'électricité statique, au contraire, *notre* électricité, ne peut en aucun cas être dangereuse : même quand elle n'est pas curative, elle est toujours bienfaisante. C'est par excellence un régulateur de fonctions, un dispensateur d'harmonie, un distributeur d'équilibre, et si elle introduit par voie fluidique des corps étrangers dans l'organisme, ce n'est jamais que les médicaments désignés par le médecin et appropriés à la maladie qu'il veut combattre.

Que de fois n'avons-nous pas soulagé, guéri même des malades exaspérés précédemment par l'emploi de l'électricité voltaïque?

Mais que de préjugés, que de résistances à vaincre, grâce à une déplorable équivoque! Le but de ce livre est surtout de la faire cesser. S'il y parvenait, l'auteur ne saurait regretter sa peine.

TRAITEMENT

DES

MALADIES NERVEUSES

ET DES AFFECTIONS RHUMATISMALES

PAR

L'ÉLECTRICITÉ STATIQUE MÉDICALE

I

HISTORIQUE DE L'ÉLECTRICITÉ MÉDICALE

Quelques années après la découverte de la machine électrique, vers 1744, l'électricité commença à être appliquée au traitement des maladies. Kruger, professeur à Helmstadt, l'employa le premier comme moyen curatif, et les essais qu'il en fit furent heureux. Deux années plus tard, en 1746, lorsque l'on fut familiarisé avec les effets de la bouteille de Leyde, qui tout d'abord avait inspiré une grande terreur à cause de sa puissance même, Herman-Klyn guérit à l'aide de cet appareil une femme paralysée depuis deux ans : il évita soigneusement les fortes décharges et ne fit usage que d'étincelles et de très-petites secousses électriques. En 1748, Jallabert, de Genève, guérit un malade affecté d'une paralysie ancienne du bras droit, survenue à la suite d'une hémiplégie déterminée par une chute violente. Jallabert employa les étincelles et quelques secousses modérées et obtint la guérison en deux mois.

Après ces observateurs vinrent l'abbé Nollet, Privati (de Venise), etc., qui recherchèrent l'influence de l'électricité sur les différentes maladies.

Encouragé par les succès de ces savants expérimentateurs, Lindult, médecin suédois, marcha sur leurs traces et obtint en 1753 une guérison remarquable de chorée ou danse de Saint-Guy, en même temps qu'un autre praticien guérissait un cas d'épilepsie à la fois grave et invétérée.

Dix années plus tard, en 1763, le docteur Watson guérit un tétanos général contre lequel on avait inutilement employé tous les médicaments vantés alors contre cette terrible affection.

Enfin un grand nombre de cures remarquables ayant été signalées dans le traitement des affections nerveuses les plus rebelles, l'*électricité statique* prit définitivement en médecine la place importante qui lui était due.

Mais à la fin du siècle dernier, en 1789, Galvani faisait sa grande découverte et bientôt après Volta inventait la pile qui porte son nom. La puissance de la pile voltaïque dépassait de beaucoup celle de la machine électrique primitive; en outre la pile marchait par tous les temps et semblait insensible aux variations atmosphériques qui paralysent quelquefois l'action de la machine ordinaire. En un mot on obtenait avec la pile une constance de résultats telle qu'il fut tout naturel de lui donner la préférence, et c'est ce que l'on fit en effet : l'électricité statique fut en partie abandonnée et remplacée par les courants continus. Mais les résultats furent loin de répondre à l'attente générale : les nombreuses expérimentations qui furent faites en France et surtout en Allemagne montrèrent que non-seulement les courants continus amenaient beaucoup plus rarement la guérison, mais que souvent ils produisaient les accidents les plus graves.

Cependant on continua à les employer jusqu'en 1832, époque à laquelle Faraday, l'illustre physicien anglais, découvrit les courants d'induction et fournit ainsi à la médecine une source d'électricité énergique et d'un facile emploi. Les courants induits entrèrent immédiatement dans la thérapeutique et furent appliqués à l'aide de deux sortes d'appareils : les uns appelés électro-

magnétiques et les autres magnéto-élec-
triques, selon que l'on induit les courants
par les courants directs de la pile ou par les
aimants.

Depuis quelques années des piles plus ma-
niables et plus constantes que les premières
ayant été découvertes, les courants continus
sont de nouveau employés au détriment des
courants d'induction dont on se sert cependant beaucoup encore (1).

En résumé, on emploie aujourd'hui en
médecine deux électricités absolument différentes par leur origine, par leurs effets
physiologiques et surtout par leurs résultats
thérapeutiques. L'une, appelée électricité
dynamique, comprend l'électricité voltaïque
et l'électricité d'induction ; l'autre est l'électricité *statique* ou de *frottement*.

(1) Disons en passant que la pile la plus employée
pour produire les courants continus est celle de Remak,
dont chaque élément est, comme chacun sait, composé
de deux métaux zinc et cuivre, et de deux liquides : de
l'eau acidulée par l'acide sulfurique et une solution de
sulfate de cuivre.

Chacune de ces méthodes électriques a ses partisans et ses adversaires. Quant à nous, nous nous prononçons hautement en faveur de l'électricité statique qui donne les résultats les plus heureux même dans les maladies que l'on croyait incurables, et qui est toujours exempte de dangers même pour les personnes les plus délicates, telles que les femmes et les enfants les plus jeunes.

Nous ne nous occuperons dans ce travail que de l'électricité statique : nous ferons voir les grands perfectionnements qu'elle a reçus et les immenses services qu'elle peut rendre à la médecine et à l'humanité. Mais, avant de commencer cette étude, il est nécessaire d'expliquer pourquoi nous la préférons à l'électricité dynamique : nous allons donc dire quelques mots des inconvénients et des dangers que présente à nos yeux l'application de cette dernière.

II.

INFÉRIORITÉ DE L'ÉLECTRICITÉ DYNAMIQUE. — SES DANGERS.

Les courants continus sont aujourd'hui fort à la mode et d'un usage presque général dans l'application de l'électricité médicale. Préconisés par des praticiens spécialistes, ils doivent leur fortune à leur essence même (la continuité d'action) et à leur indifférence pour les conditions atmosphériques : par tous les temps, en toutes saisons, les courants voltaïques agissent avec égalité et il faut reconnaître que leur constance ne laisse jamais l'opérateur en défaut.

Mais il faut le dire tout de suite, ces courants prennent naissance et puisent leur énergie dans une décomposition chimique. L'électricité dynamique participe nécessairement des éléments mêmes qui composent la pile génératrice.

Ce n'est point le contact de corps hétérogènes, comme le croyait Volta, qui développe l'électricité, mais bien les actions chimiques qui se passent dans ces corps lorsqu'on les met en présence. La quantité d'électricité développée par la pile dépend par conséquent de la puissance de l'action chimique et de la qualité des agents en décomposition. Il est dès lors facile de comprendre tous les désordres que peuvent produire dans un organisme aussi délicat que le nôtre, tous ces courants corrosifs, saturés d'acides violents, qui rongent tout depuis les chairs jusqu'aux métaux.

Les dangers de l'électricité dynamique sont très-grands et son emploi demande une particulière prudence. Ouvrez les ou-

vrages de M. Duchenne (de Boulogne), de
MM. Onimus et Legros, les apôtres convain-
cus de cette méthode, et vous verrez presque à chaque page les résultats thérapeutiques les plus inquiétants. C'est par leurs
propres aveux que nous établirons la preuve
de notre dire et nous n'avons que l'embarras du choix pour nos citations.

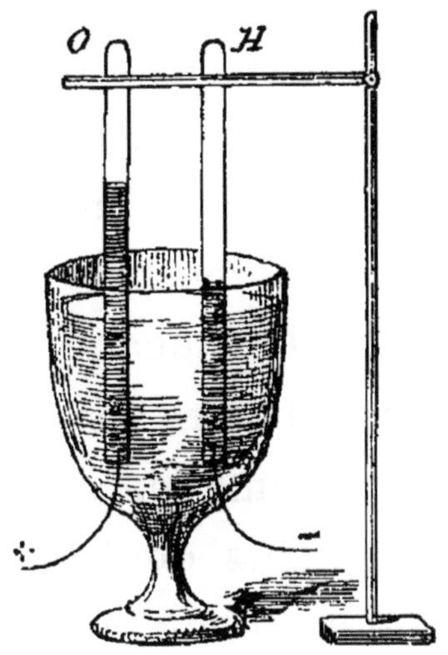

Fig. 1.

Tout le monde connaît le voltamètre,

(fig. 1), instrument dont on se sert pour décomposer l'eau par la pile : on sait que l'oxygène se porte au pôle positif, l'hydrogène au pôle négatif et que le volume d'hydrogène est double du volume d'oxygène.

Cette décomposition de l'eau par l'électricité voltaïque est capitale en ce qu'elle montre que les courants en passant à travers un corps composé le décomposent.

Si de là nous arrivons aux effets chimiques que la pile exerce sur le corps humain, nous constatons la désorganisation de la peau, phénomène morbide extrêmement douloureux ; et si l'application se prolonge, on voit rapidement survenir tous les symptômes de l'inflammation aiguë. Chez les femmes et les enfants dont la peau est plus fine que celle de l'homme, les courants continus, quand ils ne désorganisent pas l'épiderme, déterminent très-souvent l'apparition de petites vésicules qui laissent après elles une eschare brune très-lente à

disparaître, ou donnent naissance à des fu-
roncles plus ou moins tenaces.

La chirurgie utilise cette propriété corro-
sive des courants continus pour détruire les
tissus vivants et des tumeurs de différentes
natures, tels que rétrécissements, polypes,
cancers, etc. MM. les docteurs Mallez et
Tripier ont souvent obtenu par ce moyen la
guérison des rétrécissements de l'urèthre. Le
docteur Tripier a plus d'une fois attribué à
l'usage des courants continus une réduction
notable du volume de la prostate dans le cas
d'hypertrophie de cet organe. Le professeur
Nélaton a guéri ¡par le même procédé une
tumeur volumineuse des fosses nasales.
« Cette tumeur, dit l'illustre chirurgien,
était très-vasculaire, donnait lieu à des hémorrhagies au moindre contact et avait été
attaquée sans succès par les agents les plus
énergiques. Elle fut détruite en six séances
par l'implantation de deux électrodes dans
sa masse. »

Ainsi donc les courants continus peuvent

désorganiser les tissus et, en outre, par la décomposition des métaux et des acides qui entrent dans la pile, ils introduisent dans l'organisme des éléments toxiques qui peuvent y déterminer de grands troubles. Nous ne citerons que quelques-uns des exemples qui se sont présentés dans ces dernières années.

M. Becquerel (1) cite le cas d'une jeune femme à laquelle on appliqua l'électricité dynamique pour une névralgie à l'époque de ses règles, et celles-ci furent aussitôt supprimées. MM. Onimus et Legros (2) qui rapportent ce fait disent que les courants continus peuvent, par contre, produire des accidents opposés, c'est-à-dire des hémorrhagies plus ou moins graves.

Dans un cas d'ataxie locomotrice progressive, M. le docteur Onimus appliqua les cou-

(1) *Traité des applications de l'électricité à la thérapeutique médicale et chirurgicale*, par le Dr Becquerel; 1860.
(2) *Traité d'électricité médicale*, par les Drs Onimus et Legros; 1872.

rants continus sur la moelle épinière. Au bout de quelques séances la malade fut prise subitement d'un crachement de sang. M. Onimus ajoute loyalement : « Jamais auparavant cette malade n'avait eu d'hémoptysie, et certes, quoiqu'on puisse admettre une coïncidence, nous croyons volontiers que l'électrisation fut cause de cet accident. »

Chez un autre malade atteint d'amaurose et traité par le même médecin, il survenait après chaque électrisation des saignements du nez.

Lorsqu'on emploie les courants d'induction, comme le fait M. le docteur Duchenne, on s'expose à de bien plus grands dangers. M. Duchenne rapporte l'accident arrivé à un malade qui se faisait électriser pour une hémiplégie droite consécutive à une hémorrhagie cérébrale datant de deux ans et demi : « Un jour, dit l'auteur (1), que la faradisation

(1) *De l'électrisation localisée*, par le Dr Duchenne (de Boulogne) ; 1872.

des muscles de la face et de la langue du côté droit avait été pratiquée avec assez d'énergie, le malade fut presque immédiatement frappé d'une nouvelle attaque d'apoplexie qui nécessita plusieurs saignées. »

Cet accident qui, de l'aveu de l'opérateur lui-même, a mis la vie du malade en danger n'est pas un fait isolé ; il est au contraire fréquent puisque sur dix cas d'hémiplégie faciale de cause cérébrale auxquels M. Duchenne a appliqué la faradisation localisée, trois fois des phénomènes cérébraux plus ou moins graves ont suivi l'opération.

Lorsqu'on agit sur des parties plus délicates, sur le nerf optique, par exemple, on s'expose à des dangers plus grands encore. Dans son livre, M. Duchenne cite un accident de ce genre arrivé à un de ses malades affecté de paralysie d'un côté des muscles de la face. « Un jour, dit-il, que je l'opérais avec un appareil galvanique et que je dirigeais le courant sur les muscles paralysés qui se contractèrent très-faiblement, le malade perçut à l'instant même une flamme considérable dans l'œil du côté correspondant et s'écria : je vois votre ap· partement tout en feu. Il me pria de suspendre cette application. Lorsqu'il revint dé l'éblouissement occasionné par cette forte excitation de la rétine, il se plaignit d'un trouble considérable de la vue et s'aperçut qu'il ne voyait plus du côté où l'opération avait été faite. L'œil du côté opposé ne paraissait pas avoir souffert. Je lui fis prendre immédiatement un bain de pieds ; dès qu'il fut rentré chez lui, une saignée lui fut pratiquée. Mais sa vue ne s'améliora pas ; malgré l'emploi d'une série de moyens excitants et un traitement rationnel, on ne put obtenir qu'un léger amendement : la vue est restée considérablement affaiblie. »

Nous pourrions multiplier à l'infini nos citations, mais n'en avons-nous pas dit assez pour faire voir combien on doit être réservé dans l'emploi de l'électricité dynamique.

Loin de nous la pensée de la rejeter d'une façon absolue, mais c'est un moyen violent, douloureux, perturbateur et si peu souvent efficace qu'on doit le réserver au traitement de quelques affections chirurgicales et de certaines paralysies des membres où l'on ne craint pas une violente excitation.

Mais quand il s'agit d'organes délicats, quand surtout on a affaire à des affections nerveuses qui ont besoin d'apaisement et de détente, non-seulement l'électricité dynamique ne donne aucun bon résultat, mais elle peut exposer aux plus grands dangers.

Enfin signalons les accidents de ce que M. Duchenne appelle l'électrisation ou faradisation *localisée*. Auparavant disons en passant que nous sommes très-loin d'admettre la localisation du fluide électrique dans une partie déterminée du corps. Cette localisation n'existe pas et ne peut exister, quel que soit le procédé électrique que l'on emploie et la partie où on l'applique; bien au contraire, dans tous les cas et toujours les centres nerveux sont influencés. Comment peut-on songer à imposer des limites à un agent aussi subtil, aussi expansif que le fluide électrique ? Nous ne nions pas que M. Duchenne puisse faire contracter individuellement chaque muscle ou chaque faisceau musculaire en tenant très-rapprochés les rhéophores humides placés sur les points de la peau correspondant à la surface du muscle sur lequel il veut agir. Mais la contraction musculaire est le fait grossier et il est évident que les nerfs de la partie qu'on électrise sont influencés par le courant électrique et transmettent immédiatement l'influence qu'ils ont reçue à tout l'arbre nerveux et aux centres nerveux eux-mêmes. Et la preuve, c'est que M. Duchenne reconnaît « que la faradisation localisée occasionne des éblouissements, un sentiment de défaillance, un engourdissement général, des nausées, des vomissements, des troubles de la circulation et de la respiration, alors même que l'opération pratiquée très-faiblement n'avait produit aucune sensation locale. »

Il nous serait facile de citer un certain nombre d'accidents arrivés à M. Duchenne pendant qu'il pratiquait la faradisation de certains muscles, mais à quoi bon ? M. Duchenne, lorsqu'il parle des effets *généraux* de l'électrisation *localisée*, ne se réfute-t-il pas suffisamment lui-même par les propres termes qu'il emploie ?

Enfin, et c'est là ce qui importe surtout aux malades qui ne demandent qu'une chose, la guérison de leurs maux, les résultats thérapeutiques de l'électricité dynamique laissent beaucoup à désirer. Pour s'en convaincre, il suffit d'ouvrir les ouvrages spéciaux qui ont paru dans ces derniers temps et l'on verra que le nombre des guérisons est des plus restreints. Excepté certaines paralysies sur lesquelles, nous l'avons dit, l'électricité voltaïque a une action réelle, elle est tout à fait inefficace dans la plupart des maladies nerveuses. Elle ne produit jamais non plus de bons résultats dans ces nombreux cas où, par une cause quelconque, l'organisme est affaibli et a besoin, non d'un excitant violent, mais d'un puissant réparateur que seule l'électricité statique peut lui fournir.

Que de fois, par notre méthode, nous avons obtenu en quelques mois, quelquefois en quelques semaines, la guérison d'affections qui, pendant des années, avaient été inutilement traitées par les courants d'induction et par les courants continus!

Passons donc à l'étude de l'électricité statique, née du frottement, qui n'emprunte rien aux décompositions chimiques et qui subit les conditions mêmes de l'atmosphère où elle agit. Grâce aux perfectionnements qu'elle a reçus, l'électricité statique répond à tous les besoins thérapeutiques des maladies qui sont de son ressort, aussi les guérit-elle le plus souvent; et nous pouvons affirmer, sans crainte de démenti, que même dans les cas très-rares où elle n'opère pas de cure radicale, elle soulage toujours et améliore d'une manière remarquable l'état général du sujet.

III

ÉLECTRICITÉ STATIQUE.
PROCÉDÉS OPÉRATOIRES.

Depuis ses premières applications à la médecine jusqu'à nos jours, l'électricité statique a reçu des modifications et des perfectionnements sans nombre. Il ne serait certes pas sans intérêt de la suivre depuis sa naissance et de faire voir les phases qu'elle a traversées pour arriver jusqu'à nous; mais ce serait aller au delà de notre but, et d'ailleurs la matière est assez importante pour mériter d'être l'objet d'un travail spécial que nous publierons un jour.

Contentons-nous d'exposer la méthode telle qu'elle est aujourd'hui, c'est-à-dire, avec toutes les additions, les modifications et les perfectionnements qu'elle a reçus de tous ceux qui l'ont étudiée.

Mais avant de faire connaître les différents procédés à l'aide desquels on administre l'électricité médicale, il est nécessaire de dire un mot de l'appareil qui la produit.

Machine électrique.

La machine électrique se compose :

1° D'un plateau de verre d'un diamètre plus ou moins grand, maintenu verticalement au moyen d'un axe auquel une manivelle communique à volonté un mouvement de rotation ;

2° De deux paires de coussins recouverts d'une peau enduite d'or mussif (deutosulfure d'étain) ou d'oxyde d'or, qui pressent entre eux le plateau et sont en communicationavec le sol ou réservoir commun ;

3° Enfin d'un conducteur métallique isolé à l'aide d'un support en verre et terminé du côté du plateau, et très-près de lui, par des pointes plus ou moins nombreuses.

Lorsqu'on tourne la manivelle, le plateau de verre, par son frottement sur les coussins, se charge sur ses deux faces d'électricité vitrée ou positive, tandis que la résineuse ou négative se répand sur les coussins et s'écoule dans le sol par l'intermédiaire d'une chaîne métallique.

L'électricité positive qui reste sur le verre décompose alors le fluide neutre du conducteur : elle attire l'électricité négative et refoule dans le conducteur l'électricité positive qui devient libre et se répand à sa surface. C'est ce fluide positif que reçoit le malade.

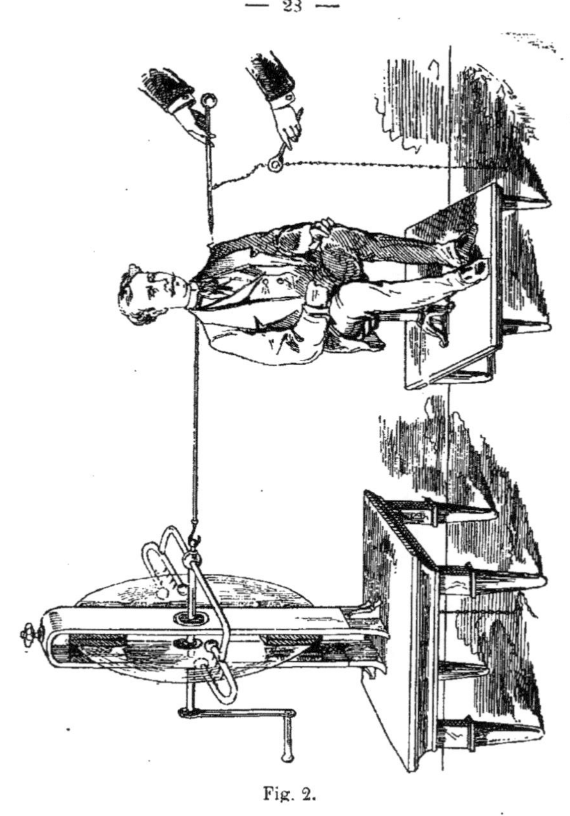

Fig. 2.

Il existe un très-grand nombre de machines électriques, mais aucune, il faut le dire, ne donne tout ce que la science serait en droit de lui demander. Si l'électricité médicale est restée jusqu'à ce jour, en quelque sorte, à l'état d'enfance, l'imperfection de la machine n'y est certainement pas étrangère. Décrivons rapidement celle qui nous paraît devoir donner les meilleurs résultats.

La forme doit être aussi simple que possible ; celle que M. Beckensteiner a adoptée pour les siennes, nous semble une des meilleures. Le diamètre du plateau doit avoir 80 centimètres environ : avec une roue de cette dimension on a une machine suffisamment puissante et qui répond à tous les besoins de la pratique. Mais la partie la plus importante est le conducteur métallique.

Dans toutes les machines, sans en excepter une seule, cette pièce est en cuivre. Lorsque nous aurons exposé le phénomène du transport, on comprendra quelle énorme faute ont commise nos devanciers. Ils croient au transport et ils ne voient pas qu'il a lieu non-seulement du côté de l'excitateur, mais aussi du côté de la source. La personne qui est sur l'isoloir reçoit donc d'un côté de l'or, si l'excitateur employé est en or, et du côté de la machine du cuivre. Comment, dans la plupart des cas, pourrait-il se bien trouver d'un tel mélange et comment pouvoir espérer un résultat complet d'un tel procédé?

Il y a des praticiens qui font communiquer le malade avec la machine au moyen d'une spirale d'argent. Loin de diminuer l'inconvénient que nous venons de signaler, ils l'augmentent encore, puisque au lieu de deux influences différentes le malade se trouve soumis à une troisième en même temps : or, argent et cuivre.

Ce que nous venons de dire ne montre-t-il pas de la façon la plus évidente que le conducteur de la machine qui emmagasine l'électricité pour la communiquer au malade doit toujours être de même métal que l'excitateur dont on se sert? Il faut donc avoir autant de conducteurs différents que d'excitateurs. Quand, par exemple, la maladie exigera l'usage de l'or : l'excitateur, le conducteur et le tube de communication seront en or. En un mot, l'excitateur, le conducteur de la machine et le tube de communication devront toujours être de même nature.

Isoloir ou tabouret électrique.

L'isoloir ou tabouret électrique est tout simplement une large planche en bois de chêne dont les angles sont arrondis, et qui repose sur quatre pieds de verre assez élevés et recouverts d'une couche de vernis à la gomme laque pour rendre l'isolement plus complet. L'isoloir doit être assez grand pour recevoir une chaise sur laquelle on fait asseoir le malade (fig. 2 et 5).

Dans les temps très-humides une partie de l'électricité peut glisser sur la surface des pieds de verre et se perdre dans le sol. C'est pour obvier à cet inconvénient que Bertholon (1) avait imaginé ce qu'il appelait la *méthode du double isolement*, qui consiste à placer chaque pied de verre de l'isoloir dans un gobelet de même substance.

Voici un autre procédé qui isole encore plus complètement : on place dans des gobelets de verre les pieds de la chaise sur laquelle le malade s'assied et l'on fixe sur le devant de l'isoloir une plaque de verre assez grande pour que le sujet puisse y poser les deux pieds. De cette façon l'électricité ne peut plus s'écouler dans la terre.

Enfin un troisième procédé consiste à recouvrir tout l'isoloir d'une lame un peu épaisse de caoutchouc durci.

(1) *De l'électricité du corps humain dans l'état de santé et de maladie*, par Bertholon, 1780.

Excitateurs.

L'instrument appelé excitateur est une simple tige de métal ou de bois, terminée en

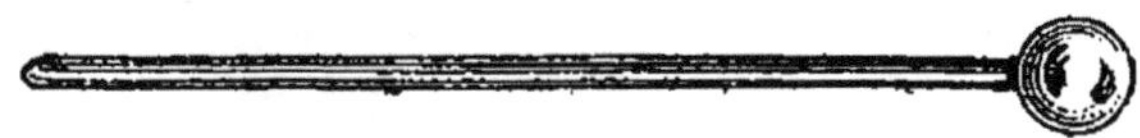

Fig. 3.

pointe à l'une de ses extrémités et en boule à l'autre extrémité. La pointe donne le courant, la boule l'étincelle. La matière de l'excitateur varie selon la maladie que l'on traite.

Lorsque le médecin opère en restant isolé, ce qui est préférable dans un très-grand nombre de cas, la forme de l'excitateur doit être modifiée. Le milieu de la tige (fig. 4), c'est-à-dire la partie AB est alors en verre et à ses deux extrémités en A et en B sont soudées les parties métalliques. En outre près des mêmes points A et B, en O, se trouve un petit crochet auquel s'adapte la chaîne K qui fait communiquer l'excitateur

directement avec le sol. Le métal de cette
petite chaîne doit être de même nature que
celui de l'excitateur.

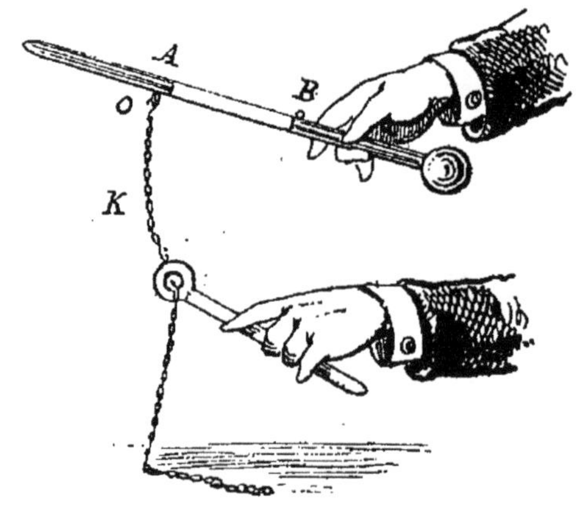

Fig. 4.

On voit sur la figure que la chaîne K traverse l'anneau terminal d'une tige de verre
tenue par la main gauche de l'opérateur.
Ce petit instrument n'a d'autre but que
d'écarter la chaîne des bords de l'isoloir,
car le contact empêcherait tout phénomène.

Bain électrique.

Il faut entendre par là un bain purement fluidique et non pas un bain liquide comme celui qui est en usage dans l'électricité dynamique. Le bain voltaïque est tout simplement un bain ordinaire dont l'eau est en communication avec l'un des rhéophores d'un appareil d'induction ou d'une pile puissante ; tandis que l'autre rhéophore est appliqué sur une des parties du corps qui se trouvent hors de l'eau, les épaules, par exemple. Ce bain auquel on avait tout d'abord attribué une certaine efficacité, ne possède, on l'a reconnu depuis, aucune vertu curative.

Dans notre bain fluidique, le malade tout habillé, assis sur l'isoloir, est mis en communication avec la machine à l'aide d'un tube métallique (fig. 2 et 5). Aussitôt que la roue est en mouvement, le malade se sent inondé de fluide des pieds à la tête ; il est plongé dans le fluide électrique comme le poisson l'est dans l'eau. Les cheveux s'agitent, la respiration devient plus libre et une sensation agréable parcourt tout le corps.

Tous les médecins qui ont étudié l'électricité statique ont reconnu que le bain fluidique produisait l'accélération du pouls. En outre il jouit de propriétés importantes : il est singulièrement calmant, facilite la respiration, développe la chaleur animale, augmente la transpiration de la peau, active la sécrétion urinaire, fait disparaître les irritations nerveuses, donne plus de ton à tout l'organisme, accroît les forces vitales et augmente l'énergie de l'absorption. En un mot il excite et facilite le jeu de toutes les fonctions. Le bien-être qu'il procure instantanément le fait désirer de tous ceux qui en ont une première fois ressenti les bienfaisants effets.

Le bain fluidique est donc un moyen curatif fort utile et en même temps fort doux. C'est pour cela qu'il faut toujours commencer le traitement d'un malade, quelle que soit son affection, par le bain électrique administré pendant quelques jours, avant de passer à des moyens plus actifs ; et en procédant ainsi avec prudence, on n'aura jamais le plus petit inconvénient à redouter. « Le bain électrique, écrivait Mauduyt (1), sert à sonder, pour ainsi dire, le tempérament des malades et à faire éviter tout accident. »

L'électricité, nous venons de le dire, augmente la chaleur animale. Ce fait a été mis hors de doute par les expériences de Jallabert, Sigaud de Lafond, Franklin, etc., qui ont vu monter de plusieurs degrés des thermomètres placés sous les aisselles des électrisés. Du reste tous, sans exception, accusent une augmentation de chaleur à la fin de chaque séance; il en est qui transpirent légèrement; d'autres enfin présentent sur tout le corps des sueurs ex-

_____

(1) *De l'électricité employée comme médicament,* par Mauduyt; 1778.

A.   3

trêmement abondantes. Voilà pourquoi les malades ne doivent jamais s'exposer à l'air aussitôt après l'électrisation, et attendre au moins dix minutes avant de sortir dehors.

Après les faits que nous venons d'exposer et dont il est si facile de vérifier l'exactitude, nous n'avons pas été peu étonné de voir M. Duchenne affirmer « que l'électricité statique n'affecte ni les organes intérieurs, ni le pouls, ni les sécrétions, ni les fonctions intellectuelles, ni la respiration, et qu'elle est aujourd'hui abandonnée, sa vertu thérapeutique étant aussi peu appréciable que son action physiologique. »

Nous ne pouvons croire qu'un savant de la valeur de M. Duchenne ait écrit ces lignes par simple esprit de système et uniquement pour donner gain de cause à l'électricité dynamique. Nous préférons penser qu'il a trouvé plus facile et plus commode de répéter simplement les paroles de Giacomini (1)

(1) *Bibliothèque du médecin praticien;* Paris, 1850.

que d'expérimenter par lui-même cette méthode.

Dans les deux gros et savants volumes qu'il a publiés sur l'*Electrisation localisée*, M. Duchenne consacre à peine quatre pages à l'électricité statique. Il est vrai que chaque mot est une erreur et, à ce compte, peut-être a-t-il bien fait de se montrer si réservé ?

Sur un point cependant il a grandement raison et nous sommes heureux d'être une fois de son avis; c'est lorsqu'il parle des dangers que peuvent causer les violentes commotions produites par des décharges répétées de la bouteille de Leyde. Nous partageons les craintes de M. Duchenne. Mais il nous permettra de lui dire qu'il y a longtemps qu'on n'en est plus aux commotions de la bouteille de Leyde! Dès 1849, un médecin distingué de Paris, le docteur Pascalis, qui a appliqué avec tant de succès l'électricité statique, écrivait : « Il est reconnu que la simple électrisation par bains, aigrettes et étincelles, répond bien mieux aux vues médicales qu'on se propose, que des chocs plus violents » (1).

Pour notre part, nous avons à peine besoin de le dire, nous avons toujours formellement condamné l'emploi de la bouteille de Leyde.

Chose singulière, après avoir si dédaigneusement banni l'électricité statique de la thérapeutique, M. Duchenne ajoute : « Il est cependant incontestable que l'élec-« tricité statique qui, pendant de longues « années, a été presque exclusivement en « usage dans la pratique médicale, a pro-« duit quelques succès tenant en apparence « du merveilleux » (2).

Plus loin, comme si cet aveu général ne suffisait pas, il reconnaît encore « que l'é-« lectricité statique a guéri des chorées ou « danses de Saint-Guy, et un assez grand

(1) *Mémoire sur l'électricité médicale*, par le Dr Pascalis ; 1819.
(2) *De l'électrisation localisée*, p. 7.

« nombre d'affections nerveuses et paraly-
« tiques » (1).

Que penser de ces contradictions ?

Heureusement que tous les médecins qui se servent de l'électricité dynamique ne sont pas aussi sévères pour l'électricité statique que M. Duchenne ! Dans son savant ouvrage (2), M. le docteur Tripier, qui emploie journellement l'électricité dynamique, dit « que l'électricité statique doit offrir des ressources trop négligées de nos jours. » Quelques pages plus loin, en parlant des procédés opératoires, il ajoute « que ces procédés sont à peu près complètement abandonnés ; qu'il en est pourtant, tels que le bain électrique, l'électrisation par aigrettes, le souffle, qu'on n'a pas remplacés par des procédés équivalents, et qu'il conviendrait, avant de les bannir de la théra-

(1) Même ouvrage, p. 204 et 211.
(2) *Manuel d'électrothérapie.* Exposé pratique et critique des applications médicales et chirurgicales de l'électricité, par le Dr Tripier; 1861.

peutique, d'entreprendre de nouveau l'étude
expérimentale de leurs effets. » Voilà véri-
tablement un langage scientifique et qui
console de certaines affirmations tranchantes
et erronées.

Comment doit-on établir la communication
entre le malade et la machine ?

Tous les médecins qui nous ont précédé
établissent cette communication au moyen
d'une spirale métallique terminée par un
anneau que le malade tient dans la main.
Après avoir successivement employé la spirale et le tube, nous donnons décidément
la préférence à ce dernier. Il offre une
surface beaucoup plus considérable, et, la
quantité d'électricité étant en raison directe
des surfaces, il arrive ainsi au malade un
fluide plus abondant. On devra veiller
à ce que le tube soit bien uni pour qu'aucune déperdition ne puisse se faire dans
l'atmosphère par une aspérité quelconque.
On pourra encore l'entourer d'un tube de
verre , surtout par les temps humides ;

enfin toujours il devra être de même nature que l'excitateur et le conducteur de la machine.

Mais que l'on se serve de la spirale ou du tube, il est très-important de déterminer exactement la partie du corps qui doit communiquer directement avec la machine.

L'expérience a démontré qu'il fallait toujours diriger le courant électrique de l'origine des nerfs à leur terminaison, de la tête ou de la moelle épinière aux extrémités. Or qui ne comprend qu'en mettant l'anneau de communication dans la main du malade, on donne au courant une direction tout à fait opposée à celle qu'il devrait avoir, c'est-à-dire qu'on le fait ainsi monter de la terminaison des nerfs vers les centres nerveux, quand c'est le contraire qui devrait avoir lieu. On a, par conséquent, deux courants de sens opposé : le courant de la machine et celui de l'excitateur.

Nous avons dû chercher à faire agir les

deux courants dans le même sens, et voici comment nous y parvenons. Nous remplaçons 'anneau terminal par une petite plaque de même métal que le tube, longue de cinq centimètres environ et large de trois. Cette plaque, au lieu d'être tenue dans la main, est appliquée et maintenue sur la nuque, au niveau des premières vertèbres cervicales (fig. 2 et 5).

Le courant arrive ainsi directement sur les centres nerveux et parcourt bien les nerfs de leur origine à leur terminaison. Le courant de la machine et celui de l'excitateur agissent, par conséquent, dans le même sens.

Absorption de l'électricité par le corps humain.

Avant de faire connaître les procédés qui permettent d'administrer l'électricité statique aux malades, il importe de dire un mot de

la façon dont elle pénètre dans notre organisme.

Le corps de l'homme absorbe, pompe,
pour ainsi dire, le fluide électrique par tous
les pores qui s'ouvrent à sa surface. Ces pores
par lesquels passe le produit de la transpiration cutanée, sont, à la vérité, très-petits ;
mais les molécules dont la matière électrique
est composée ont un diamètre beaucoup
moindre encore. « Elles ont, dit Bertholon,
une ténuité au moins égale à celle des parties
de la lumière même, fluide dont la subtilité est
au delà de toute imagination. D'ailleurs ces
pores livrent un passage très-facile à des
corps fort denses, comme le mercure, et en
général toutes les préparations pharmaceu-
tiques. »

C'est donc par les pores que le fluide
électrique se transmet jusque dans la pro-
fondeur des divers organes et des plus petites
parties organiques. C'est par là aussi que
sont chariées dans notre organisme les molécules infiniment petites qui s'échappent

des excitateurs et auxquelles l'électricité sert de véhicule.

Les pores de la surface du corps ne sont pas les seuls moyens qui permettent de faire arriver l'électricité dans notre économie. Il y a aussi les poumons qui, à chaque inspiration, reçoivent soit le fluide électrique simple, comme cela arrive avec le bain produisant autour du malade une atmosphère d'électricité qui pénètre dans les poumons comme l'air ordinaire ; soit du fluide électrique médicamenteux, comme cela a lieu lorsqu'on dirige dans la bouche entr'ouverte la pointe d'un excitateur. Le fluide électrique, chargé ou non de principes médicamenteux, arrive donc en même temps que l'air dans les vésicules bronchiques pour passer de là dans les vaisseaux sanguins, se mêler au sang et circuler ainsi dans toutes les parties du corps.

Dans cette opération, le malade sent un goût de métal très-prononcé et qui diffère selon la nature de l'excitateur. Quant à son expiration, elle a une odeur métallique si accentuée que les personnes qui sont autour peuvent la percevoir à une très-grande distance.

Chacun sera frappé comme nous du puissant et nouvel auxiliaire apporté par le courant électrique. Toutes les médecines s'adressent presque exclusivement à l'estomac comme agent de transmission, dans l'organisme, du médicament choisi. Que la dose soit infinitésimale ou massive, c'est toujours à lui qu'on la confie. On fatigue ainsi déplorablement l'organe essentiel de la vie, le merveilleux creuset où se passe le grand phénomène de la digestion, et, bientôt épuisé, il ne fonctionne plus qu'imparfaitement et devient le siége de ces affections qui ont sur toute l'économie un retentissement si funeste.

Cette nécessité impérieuse de ménager autant que possible l'estomac, s'est depuis longtemps imposée à la science : nombre de praticiens ont recherché d'autres voies d'absorption. Dans les maladies de poitrine, par exemple, au lieu de confier les médicaments à l'estomac, on est généralement d'accord pour les porter directement sur la muqueuse du larynx et des bronches à l'aide des pulvérisations.

La peau est souvent aussi utilisée, et plus d'un spécialiste célèbre pourrait affirmer que bien souvent, dans les affections syphilitiques, il a obtenu de bien meilleurs résultats en faisant pratiquer sur la peau des frictions mercurielles, qu'en administrant le mercure par l'estomac, comme on le fait généralement.

L'électricité statique utilise donc à la fois les principales voies d'absorption : l'estomac, la peau et les bronches.

Courants électriques.

Pour produire un courant électrique trèsmarqué, il suffit d'approcher du malade, assis sur l'isoloir, la pointe d'un excitateur tenue à quelques centimètres de distance (fig. 2 et 5).

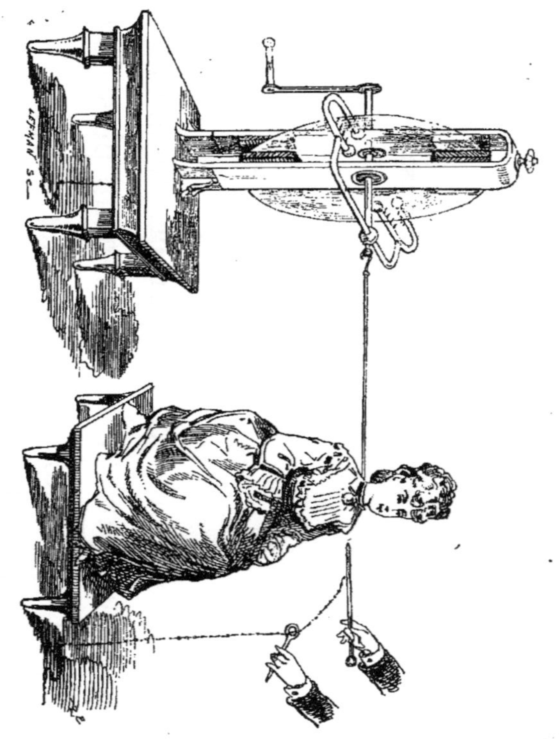

Fig. 5.

Le patient éprouve alors la sensation d'un vent frais ou tiède selon la nature de l'excitateur et selon que l'organe sur lequel on dirige le courant est sain ou mal portant.

Si l'excitateur au lieu de se terminer par une seule pointe se termine par une plaque métallique sur laquelle sont implantées un

Fig. 6.

plus ou moins grand nombre de pointes, on obtient un courant beaucoup plus doux auquel on a donné le nom de *souffle électrique*. Tout d'abord on pourrait croire que plus il y a de pointes et plus le courant doit être fort ; c'est tout le contraire, attendu que la force du courant se trouve divisée en autant de parties qu'il y a de pointes et que l'action de chacune est affaiblie par celle que les voisines exercent sur elle. Outre la douceur, cet instrument offre encore un autre avantage, c'est d'occuper une grande surface et d'embrasser à la fois toute une région.

Disons une fois pour toutes que les courants, comme les frictions et les étincelles, doivent toujours être dirigés de haut en bas et toujours aussi dans la direction exacte des nerfs et des muscles malades.

Étincelles et frictions électriques.

Si au lieu de la pointe, on approche du malade la partie ronde de l'excitateur, on obtient une étincelle plus ou moins forte selon la distance, mais toujours sans secousse. On éloigne alors l'excitateur afin de donner au conducteur et au malade le temps de se charger de nouveau de fluide, et en rapprochant la boule on obtient une nouvelle étincelle.

Les étincelles déterminent un petit sen-

timent de piqûre, de la chaleur et la contraction des muscles électrisés. Elles con-
viennent surtout dans les cas de paralysie,
de faiblesse, d'atonie, d'engourdissement et
comme dissolvant de certains engorgements
et de certaines tumeurs.

Si l'on recouvre de flanelle une partie du
corps de telle sorte que la flanelle s'applique bien exactement sans former aucun pli,
et que l'on promène légèrement sur cette
partie ainsi recouverte la boule d'un excitateur, on ressent une douce chaleur et un pi-
cotement résultant d'une multitude de petites
étincelles qui jaillissent entre la flanelle
et la boule de l'excitateur. Cette manière
d'électriser s'appelle la *friction électrique* et
donne dans beaucoup de cas les meilleurs
résultats. Mauduyt qui a souvent fait usage
de ce moyen en a retiré de très-bons effets.
C'est au docteur Masars de Cazeles (1)

(1) *Mémoire sur l'électricité médicale*, par le Dr Masars
de Cazeles; 1780.

que nous sommes redevables de cet excellent procédé.

Au lieu de couvrir les parties malades, on peut les mettre à nu et envelopper de flanelle la boule de l'excitateur. Ce procédé est même, dans certains cas, supérieur au précédent, parce qu'il permet de mieux suivre le trajet des nerfs et des muscles.

Nous ne saurions trop répéter que pour obtenir une friction puissante, il faut que le vêtement extérieur soit en laine ou en soie. Le coton et le lin étant trop bons conducteurs, ne permettent pas de pratiquer convenablement cette opération.

Lorsqu'on veut soumettre à l'influence du courant électrique certaines cavités, telles que la bouche, l'oreille, etc., il suffit de présenter à l'orifice la pointe de l'excitateur. Mais s'il est nécessaire d'avoir recours aux étincelles et de pénétrer profondément, voici comment on opère :

On prend un tube de verre très-épais et verni à la gomme laque, traversé par une

petite tige métallique dont les deux extrémités, saillantes en dehors du tube, se
terminent par deux boules. Si, comme le

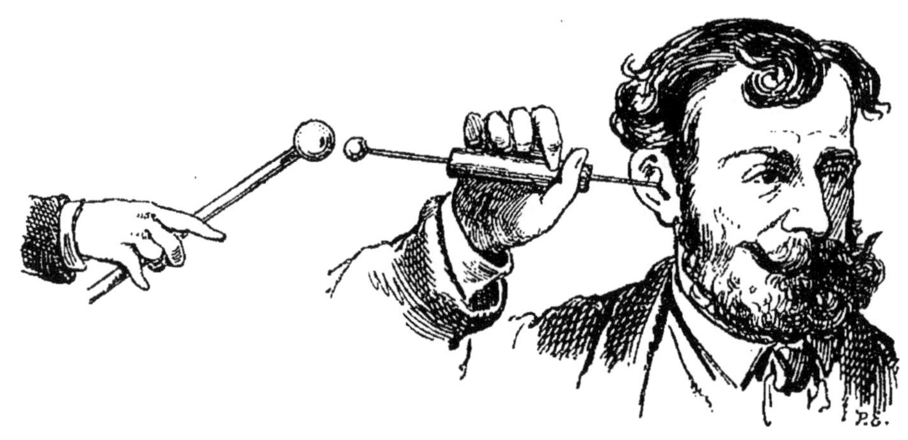

Fig. 7.

représente la figure, on veut électriser
l'oreille dans un cas de surdité : le malade,
assis sur l'isoloir, prend dans sa main
le tube de verre et enfonce profondément
une des boules dans l'oreille ; tandis que
l'opérateur, à l'aide de l'excitateur ordinaire,
fait jaillir une étincelle sur l'autre boule.

Cette étincelle est immédiatement reproduite à l'autre extrémité, c'est-à-dire entre la boule introduite dans l'oreille et la portion de l'oreille qui lui correspond. Il faut que cette dernière boule soit très-petite afin de pénétrer le plus loin possible et arriver très-près de la membrane du tympan.

Toutes les opérations qui précèdent et toutes celles qui suivent se pratiquent, avons-nous dit, alors que le malade est sur l'isoloir et le médecin sur le sol. Dans certains cas, il est préférable de renverser les rôles, c'est-à-dire que le médecin monte sur l'isoloir et que le malade reste à terre. Le fluide électrique qu'il reçoit lui semble plus doux, et certains auteurs, entre autres Cavallo (1), célèbre médecin anglais, donnaient la préférence à ce procédé et assuraient en avoir retiré les plus grands avantages.

Il y a des cas où ce procédé est même le

(1) *Traité complet d'électricité*, par Cavallo; 1785.

seul que l'on puisse employer; c'est lorsque le malade est au lit et dans l'impossibilité absolue de se lever. Le médecin monte alors sur l'isoloir et électrise le malade couché.

Il est vrai qu'on pourrait isoler le lit sur des pieds de verre, mais ce serait plus long et plus incommode.

Douches électriques. — Pulvérisations.

Dans certaines affections, comme la plupart de celles qui affectent l'organe de la vision, telles que la conjonctivite, la blépharite, etc., les collyres appropriés ont une grande efficacité. Nous avons maintes fois constaté que si aux propriétés particulières du collyre, on ajoute l'action de l'électricité, on obtient la guérison beaucoup plus rapidement.

Pour pratiquer cette petite opération on se sert d'un excitateur creux en verre dont l'extrémité, terminée en pointe, est pourvue d'une ouverture capillaire traversée par un

fil de platine, le moins oxydable des métaux;
l'ouverture se trouve ainsi presque complètement fermée. On verse le collyre dans cet
appareil dont on présente l'extrémité au-
devant de la partie malade. Aussitôt on voit
naître sous l'action du courant électrique un
jet liquide tombant sous la forme d'une petite
pluie extrêmement fine qui constitue une
véritable douche électrique (fig. 8).

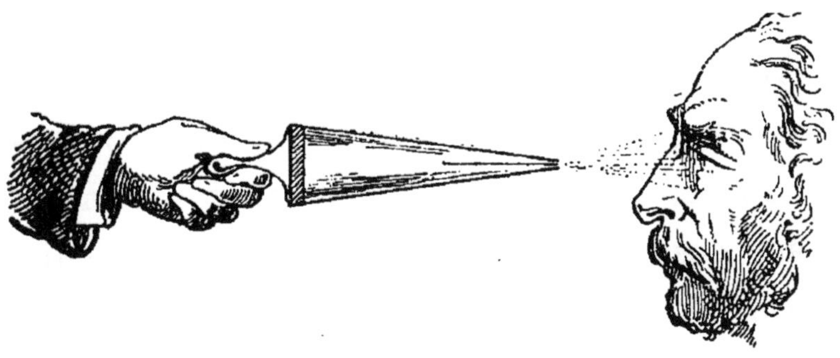

Fig. 8.

Dans certaines maladies dont il sera parlé
plus tard, nous avons très-souvent employé
avec avantage la *pulvérisation* d'une solution

médicamenteuse administrée à l'aide d'un pulvérisateur sur la partie malade dénudée, pendant que le sujet est en communication avec la machine.

Courants électriques naturels, Frictions. — Massage.

La friction électrique, nous l'avons vu, est déterminée par la boule d'un excitateur promené sur les différentes parties du corps. On peut obtenir le même phénomène en se servant seulement de la main. Dans ce cas l'opérateur promène légèrement ses mains sur les diverses parties du corps du sujet assis sur l'isoloir. Tous les deux éprouvent des picotements qui n'ont rien de pénible ni pour l'un ni pour l'autre.

S'il y a lieu, ou si le malade est trop irritable, la main de l'opérateur agit à distance, et les frictions sont remplacées par des courants analogues à ceux que produisent les pointes métalliques, mais plus forts qu'eux. Ces courants, que l'on pourrait appeler *courants électriques naturels*, puisqu'ils sont produits directement par les mains et sans le secours d'aucun instrument, possèdent des propriétés calmantes très-prononcées. Par leur emploi nous sommes arrivé nombre de fois à calmer les douleurs les plus violentes et les plus rebelles, entre autres les douleurs fulgurantes, atroces, particulières à l'*ataxie locomotrice progressive*.

Enfin une dernière opération peut être encore directement faite avec les mains sur le malade électrisé : c'est le *massage* pratiqué comme le massage ordinaire, avec cette différence qu'il n'est pas toujours nécessaire d'enlever les vêtements.

Examen du malade.

Nous attirons toute l'attention de nos confrères sur les deux axiomes qui suivent :

1º Toutes les fois que l'homme est souffrant, le fluide électrique cesse de passer uniformément dans son organisme;

2° Toujours l'électricité de la machine est sans effet ou se modifie sensiblement à l'endroit ou siége un mal quelconque.

Nous n'avons pas besoin d'insister pour faire comprendre de quel secours cette propriété peut être, pour le médecin, dans la pose d'un diagnostic. Dans une foule de maladies latentes, d'un siége équivoque, l'électricité indique sûrement l'organe lésé et le praticien n'a plus à demander à la science que de déterminer la maladie qui l'affecte.

De toutes les régions du corps, la colonne vertébrale est celle où le trouble dans les courants électriques se manifeste de la façon la plus sensible. Avant toute opération, il faut donc examiner la manière dont elle est impressionnée par l'électricité.

Avec le bain électrique rien de plus facile. Pendant que le malade est en commu-

nication avec la machine, le médecin promène légèrement sur les différentes parties
de son corps la boule d'un excitateur métallique et observe avec attention les endroits
qui restent insensibles, rebelles à toute excitation.

M. Beckensteiner (1) se sert volontiers
de la main pour cette opération indicatrice.
Il la promène des premières vertèbres cervicales jusqu'au sacrum dans une descente
douce et légère. A ce contact le médecin et
le malade ressentent tous les deux de légers
picotements dans les parties saines, rien
dans les parties malades. Dans ce cas la
main produit le même effet que la boule de
l'excitateur, mais son action est peut-être
plus délicate.

Citons seulement deux exemples pour
mieux faire comprendre l'importance du
rôle joué par l'électricité dans la détermi-

____

(1) *Études sur l'électricité*, 2 vol. par M. Beckensteiner;
1859.

A.   4

nation du diagnostic. Dans l'ataxie locomotrice progressive, c'est en vain que l'opérateur sollicitera des vibrations dans toute
la partie inférieure de la colonne vertébrale.
Et dans la phthisie pulmonaire non-seulement l'insensibilité sur certains points de
l'épine dorsale sera constatée, mais une
sensation de chaleur très-marquée indiquera
la région de la poitrine la plus directement
affectée.

Les médecins du siècle dernier s'isolaient
presque toujours lorsqu'ils administraient
l'électricité. Néanmoins ils connaissaient la
méthode du non-isolement et l'employaient
quelquefois. Pour ne citer qu'un fait, Bertholon (1) raconte qu'il a fait disparaître une
alopécie, survenue à la suite d'une longue et
grave maladie, en dirigeant sur la tête du
sujet des courants produits uniquement avec
la main.

Quant à nous, nous pensons qu'il vaut

(1) Ouvrage cité, vol. II, p. 88.

beaucoup mieux que le médecin soit isolé et tout à fait en dehors du cercle d'action. De cette façon l'électricité qui arrive au malade est plus directe, plus pure et doit par conséquent produire de meilleurs résultats, ce que nous avons maintes fois constaté, ayant souvent fait la comparaison des deux systèmes.

Nous avons exposé dans ce chapitre les différentes manières d'appliquer l'électricité statique au traitement des maladies. Nous dirons plus loin quels sont les procédés qu'il convient d'employer dans tel ou tel cas. En ce moment nous voulons seulement bien établir, ce que nous avons déjà laissé entrevoir plusieurs fois, qu'il faut apporter, si l'on veut réussir, la plus grande prudence dans son administration et ne jamais passer à un moyen plus fort qu'après avoir reconnu trop faible celui qu'on employait. Il est toujours mauvais d'avoir recours à un traitement vigoureux lorsqu'un traitement plus doux peut suffire. Du reste nous ne saurions mieux faire que de rappeler les lois posées par Mauduyt (1) :

« Si l'électricité est un remède, elle
« doit, de même que toute espèce de
« médicament, être administrée dans un
« degré proportionnel à ce que requiert le
« cas qu'on entreprend de traiter, au tem-
« pérament et à la constitution du sujet
« qu'on électrise ; sans quoi on court risque
« ou parce qu'on emploie l'électricité dans
« un degré trop faible, qu'elle n'ait pas
« d'action sur la maladie ; ou parce qu'on en
« fait un usage trop violent, qu'elle n'excite
« dans l'économie animale, un nouveau
« trouble ajouté à celui qui l'agite déjà. »

C'est le cas de rapporter ici une observation du docteur Thillaye (2), d'une importance énorme et que devront toujours avoir

____

(1) *Mémoire sur les diverses manières d'électriser*; 1778.
(2) *Essai sur l'emploi médical de l'électricité et du galvanisme*, par le Dr Thillaye; 1803.

présente à l'esprit les médecins qui appliqueront notre méthode.

« Il paraît en général, dit Thillaye, que
« plus l'on commence par administrer l'é-
« lectricité avec force, plus vite on arrive
« à un état d'amélioration auquel on ne peut
« plus ajouter. Tandis qu'en marchant avec
« plus de lenteur, on a l'avantage d'appro-
« cher plus près de la guérison et souvent
« même de l'achever. »

Enfin disons que tous les praticiens qui ont employé avec succès l'électricité statique s'accordent à reconnaître qu'il faut en continuer longtemps l'usage pour obtenir la guérison complète.

Lorsque la maladie est récente, elle disparaît rapidement. Mais si l'on a à combattre ces affections chroniques contre lesquelles tout a déjà été inutilement tenté, il faut un temps beaucoup plus long et une ferme persévérance. Souvent on a vu des maladies qui, pendant un laps de temps assez considérable, deux, trois et même quatre mois, semblaient résister à notre médication, céder ensuite et finir par guérir tout à fait. Il en est, du reste, de l'électricité comme de beaucoup d'autres remèdes qui, dans les affections chroniques, n'opèrent leurs effets qu'avec le temps. Et puis, qu'on ne l'oublie pas, généralement les malades ne réclament le secours de l'électricité qu'après avoir épuisé sans aucun résultat toutes les ressources des autres traitements, condition rès-désavantageuse pour une guérison rapide.

Toutes ces raisons doivent engager le malade aussi bien que le médecin à ne pas se rebuter aussi promptement qu'ils le font trop souvent l'un et l'autre.

IV

TRANSPORT DES MÉDICAMENTS PAR L'ÉLECTRICITÉ STATIQUE.

L'électricité, avons-nous dit dans le chapitre précédent, emporte avec elle des molécules des substances qu'elle traverse pour les transmettre au malade auquel on peut ainsi faire absorber par la peau et par les poumons tous les médicaments utilisés en médecine.

Ce phénomène, on le comprend, est d'une importance extrême et ouvre à l'art de guérir des horizons tout à fait nouveaux. Il est donc nécessaire, indispensable, de l'établir sur des preuves certaines, irrécusables.

Les médecins du XVIIIe siècle qui appliquèrent l'électricité statique à la cure des maladies, ne tardèrent pas à remarquer que l'intensité et l'action du courant variaient avec la nature de l'excitateur. Aussi employaient-ils des excitateurs de matière différente, suivant l'affection qu'ils cherchaient à combattre.

Privati de Venise est le premier qui entrevit le transport des médicaments par l'électricité. Ses expériences datent de 1747. Il constata l'action sur l'organisme de certains médicaments que le malade tenait dans les mains alors qu'on l'électrisait. Il affirme avoir purgé plusieurs personnes en leur faisant tenir, pendant l'électrisation, des substances purgatives. Malheureusement il s'exagéra la valeur de ce fait et tomba dans l'erreur en prétendant que des corps odorants renfermés dans des tubes de verre hermétiquement clos et électrisés par le frottement, répandaient leur odeur à travers les pores du verre et produisaient le même effet que si on les eût administrés intérieurement. Privati assurait avoir obtenu par ce moyen des guérisons rapides de maladies très-anciennes. Mais on est forcé de reconnaître que ces guérisons doivent être rapportées uniquement à l'action électrique : le verre n'étant pas conducteur de l'électricité, ne pouvait transmettre à d'autres corps celle qu'on lui communiquait par le frottement.

Privati opérait donc dans de mauvaises conditions, avec des appareils défectueux, et les résultats qu'il dit avoir obtenus ne méritent qu'une confiance médiocre. Mais il n'en est pas moins vrai que c'est lui qui, le premier, entrevit l'important phénomène du transport.

L'électricité médicale alla se perfectionnant chaque jour depuis les expériences de Privati, et les médecins qui vinrent après lui employèrent pour excitateurs des substances qui variaient avec la maladie qu'ils voulaient guérir. Ainsi Mauduyt prouva que, dans le traitement de l'amaurose, les courants produits avec une pointe de bois réussis-saient beaucoup mieux que ceux que l'on obtenait à l'aide d'une pointe métalli-que.

Mais ce ne fut réellement que dans ces dernières années que l'on put établir le fait du transport sur des preuves évidentes, ma-thématiques, pour ainsi dire.

M. Becquerel (1) s'exprime ainsi dans le chapitre où il traite *du transport des substances pondérables par les décharges électriques* :

« Quand le fluide électrique traverse des fils de métal et que sa tension est suffisante, il les fond, les volatilise, les disperse enfin ; mais comment s'opère ce phénomène? Les particules pondérables sont-elles emportées par suite d'une affinité réciproque entre elles et l'électricité? Les observations sui-vantes de M. Fusinieri jetteront quelque jour sur cette question.

(1) *Traité expérimental de l'électricité et du magnétisme,* par Becquerel; 1835.

« Ce physicien (1) a reconnu que l'étincelle qui traverse l'air en sortant d'un conducteur en laiton, emporte avec elle du laiton à l'état de fusion et des particules
incandescentes de zinc. Lorsqu'elle part
d'un globe d'argent, elle entraîne avec elle
de l'argent en fusion ; mais si elle traverse
une plaque de cuivre, l'argent est transporté
au travers de ce métal, qu'il perfore dans
une étendue de plusieurs centimètres, si le
passage d'une surface à l'autre s'effectue
obliquement : une portion de l'argent reste
alors emprisonnée dans l'ouverture qu'il
s'est pratiquée dans le cuivre, et l'autre portion pénètre dans la boule de l'excitateur
placée de l'autre côté.

« L'or transporté par l'étincelle se com-
porte de même par rapport à une lame d'argent qu'elle traverse. Une partie de l'or
reste dans l'argent et se dépose sur les deux
surfaces, sous forme de lames circulaires

(1) *Journal de Pavie*, p. 405

tellement minces qu'elles disparaissent peu de temps après.

« Dans ces transports il y a réciprocité d'action, c'est-à-dire que si l'étincelle éclate entre l'argent et le cuivre, il y a transport de l'argent sur le cuivre et du cuivre sur l'argent.

« Quand l'étincelle part d'un métal et passe dans l'air, elle emporte donc avec elle un groupe de molécules.

Suivant M. Fusinieri, le principe électrique est doué d'une force d'expansion spontanée, dont on se rend compte par la manière dont le laiton et l'or se disséminent sur une surface polie d'argent. Ces métaux s'y déposent en lames excessivement minces qui finissent par se volatiliser. »

Priestley avait déjà observé des effets de ce genre, ainsi que des phénomènes de transport (1); mais au lieu de n'employer qu'une simple étincelle comme le faisait Fu-

(1) *Histoire de l'électricité*, par Priestley.

sinieri, il se servait d'une batterie électrique
et obtenait de cette façon des phénomènes
semblables, mais plus prononcés encore.

« La première fois, dit M. Becquerel, que
Priestley fit usage d'une batterie électrique,
ce grand physicien remarqua qu'il s'élevait
à chaque décharge une poussière fort noire
provenant du métal, quoique le fil du métal
ne fût pas fondu et que la chaîne dont il se
servait fût fort grosse.

« Il observa encore qu'une feuille de pa-
pier, sur laquelle était posée la chaîne, était
marquée d'une tache noire, partout où elle
avait touché la chaîne, et que celle-ci avait
perdu une très-petite partie de son poids.

« Pour bien s'assurer de l'effet de la dis-
persion, Priestley fit passer la décharge à
travers un morceau de charbon : le charbon
fut réduit en poussière. Le carton sur lequel
il était posé fut déchiré, et le charbon pé-
nétra dans l'intérieur.

« Ayant placé la chaîne sur une lame de
verre, il s'y déposa, lors de la décharge, des

A.   5

taches d'un aspect agréable, de la largeur et de la couleur de chaque chaînon ; le métal, à la partie extérieure de ces marques, pouvait être enlevé facilement de dessus le verre, tandis que dans la partie inférieure il faisait corps avec le verre. »

Toutes ces expériences, comme le fait remarquer M. Becquerel en terminant, prouvent suffisamment le phénomène du transport.

Nous devons à M. Beckensteiner et à M. Parisel, chimiste de Lyon, une expérience non moins concluante que les précédentes et qui a été faite, pour la première fois, par ces deux savants en 1838.

Une personne assise sur l'isoloir, en communication avec une machine électrique en mouvement, tient dans le creux de la main de l'amidon délayé avec un peu d'eau. En excitant des étincelles sur l'amidon avec un morceau d'iode, immédiatement on voit apparaître de petites taches bleues là où l'étincelle a éclaté. Pour que ces taches apparaissent il faut nécessairement qu'il y ait eu transport de molécules d'iode qui, avec l'amidon, ont formé de l'*iodure d'amidon* dont la couleur est, on le sait, d'un beau bleu.

Des preuves bien certaines résultent encore :

1° De la sensation différente que donne l'électricité suivant les métaux qui lui servent de conducteurs. Cette différence ne peut s'expliquer que par le transport, sans quoi la sensation serait la même avec tous les métaux.

2° De l'odeur même du courant qui varie avec la substance de l'excitateur, à tel point qu'au bout de quelques séances, il est facile aux malades de distinguer la nature du métal employé, rien qu'en percevant l'odeur du fluide électrique.

3° De la variété des résultats thérapeutiques. Ces résultats devraient être, en effet, toujours identiques quelle que fût la nature de l'excitateur. Or, il n'en est rien. Ainsi les coliques disparaissent rapidement par des courants et une légère friction de cuivre rouge, tandis qu'avec tout autre métal on chercherait en vain à atteindre le même résultat.

4° De la déperdition très-appréciable de poids subie par les excitateurs métalliques, d'un usage quotidien.

5° Enfin d'une observation toute personnelle et que nous devons au hasard. Nous avons des excitateurs en or pur et d'autres en argent doré. La couche d'or qui recouvre ces derniers est assez épaisse, et aux deux extrémités, c'est-à-dire sur la boule et à la pointe, elle est au moins le double de celle de la tige que l'opérateur tient dans la main (fig. 9).

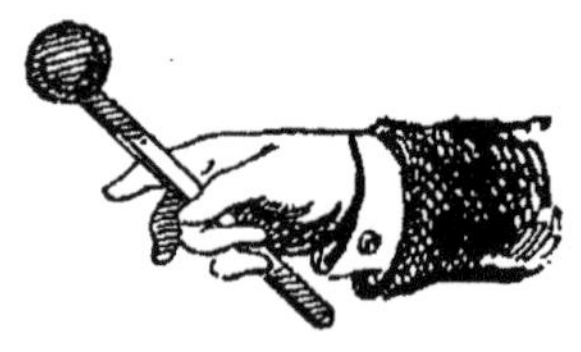

Fig. 9.

S'il n'y avait pas transport, l'or ne devrait pas disparaître aux extrémités qui ne touchent jamais ni au malade, ni à aucun objet. Il devrait, par contre, abandonner la tige dont la couche est moins épaisse et que le médecin tient toujours à pleine main. On observe précisément tout le contraire. Au bout de vingt à trente jours l'or disparaît sur la boule et sur la pointe et laisse apercevoir l'argent, tandis que la tige reste parfaitement intacte, quoiqu'elle subisse un frottement continuel et que la couche d'or qui la recouvre soit moitié moins épaisse que celle des extrémités. Tous les mois, à peu près, nous sommes obligé de faire dorer de nouveau la boule et la pointe de ces instruments.

Après les preuves que nous venons d'exposer, personne ne pourra nier le transport. Mais on ne manquera pas d'objecter que la quantité de médicament transportée est très-petite ? C'est vrai, elle est même *extrêmement petite ;* mais l'agent qui lui sert de véhicule, le fluide électrique qui la transporte est si puissant, si énergique, si pénétrant, que cette dose minime, mais dans un état tout particulier, acquiert une très-grande puissance et suffit dans beaucoup de cas pour obtenir la guérison.

Toutefois si le médecin trouve qu'elle n'est pas suffisante, il n'a qu'à prescrire à l'intérieur les médicaments qu'il juge convenables, en n'oubliant pas la recommandation que nous ferons à l'égard des doses lorsque nous traiterons ce point au chapitre suivant.

V

DES MÉDICAMENTS.

Nous venons de voir que les médecins du siècle dernier connaissaient le phénomène du transport qui joue un si grand rôle dans la méthode que nous exposons.

Ils savaient aussi que les effets thérapeutiques de l'électricité statique différaient suivant le métal employé pour produire le courant, la friction et l'étincelle.

Non-seulement ils avaient étudié l'action électrique des métaux sur l'organisme, mais ils connaissaient également celle des végétaux. Dans son mémoire sur les différentes

manières d'administrer l'électricité, Mauduyt établit, en effet, que pour guérir ou
améliorer la cécité, l'amaurose et plusieurs
autres affections de la vue, il convient d'employer les courants produits par une pointe
de bois et non par une pointe métallique.

Le transport étant un fait bien prouvé,
bien établi, les praticiens songèrent tout
naturellement à faire pénétrer les médicaments directement dans l'organisme par
l'électricité.

Privati de Venise, nous l'avons vu dans
le chapitre précédent, affirmait qu'il avait
purgé des malades en leur faisant tenir dans
les mains, pendant l'électrisation, des substances purgatives. Ses expériences étaient
contestables, mais l'idée était vraie et fé-
conde.

Le père Beccaria ayant volatilisé du mercure à l'aide de l'étincelle électrique, Gar-
dini imagina d'appliquer sur des tumeurs
scrofuleuses une plaque de plomb amalga-
mée avec du mercure et d'exciter ensuite

des étincelles. « Le fluide électrique, dit
Bertholon qui rapporte ce fait, en pénétrant
le corps humain, entraîne avec lui dans la
tumeur les parties du mercure volatilisé par
ce procédé et devenu par cette opération
plus actif et plus propre à dissiper et guérir
ces tumeurs : aussi, a-t-on obtenu par cette
méthode plusieurs succès. »

« J'ai conseillé, dit encore Bertholon, à
un chirurgien de se servir de ce moyen pour
le virus syphilitique. Le traitement est ac-
tuellement sur sa fin et il paraît avoir été
couronné par le succès. »

M. Beckensteiner, savant physicien de
Lyon, suivit la même marche que ses devanciers et développa les faits qu'ils n'avaient
qu'ébauchés. Procédant par analogie, il fit
fabriquer des excitateurs de différents métaux, et lorsqu'il avait à traiter une anémie,
par exemple, il se servait de l'excitateur
de fer, métal que la médecine utilise avec
tant de succès contre cette affection.

Après avoir appliqué ce système pendant

5.

quelques mois, nous n'avons pas tardé à nous apercevoir que Bertholon, Sigaud de La Fond, Mauduyt, Cavallo, M. Beckensteiner et, en un mot, tous nos prédécesseurs, avaient fait fausse route. L'imperfection de leur méthode a même certainement empêché la vulgarisation de l'électricité statique, et a peut-être été cause de l'oubli immérité dans lequel elle était tombée.

Il est évident, *a priori*, qu'un médicament administré à très-petites doses, en suspension dans l'eau, et par la voie ordinaire, l'estomac, doit produire un effet tout autre que le même médicament, à doses infinitésimales, mais entraîné par le fluide le plus énergique, le plus subtil qui existe. Qui peut dire à quel état se trouve le remède transporté par le fluide électrique au moment où il arrive dans l'économie? Ne doit-il pas être modifié dans sa nature, dans sa composition, dans son essence même, et dès lors aussi les effets qu'il produit ne doivent-ils pas être tout différents? Il faut donc bien le reconnaître : tout médicament qui pénètre dans le corps humain à l'aide de l'électricité ne peut agir de la même manière que s'il avait été administré par l'estomac.

La thérapeutique électrique telle qu'elle a été pratiquée jusqu'à ce jour ne reposait par conséquent que sur des hypothèses, ou plutôt sur des analogies que rien ne justifiait.

A l'appui de notre dire, nous pourrions citer un grand nombre de preuves; nous nous contenterons d'en rappeler une qui éclairera suffisamment la question.

En médecine, on emploie quelquefois avec succès dans les névroses, certaines préparations d'argent. Partant de ce fait, qui est loin d'être toujours vrai, M. Beckensteiner pensa que l'argent administré électriquement devait constamment avoir raison des affections nerveuses et rhumatismales, et était indiqué dans tous les cas où un calmant est nécessaire pour triompher du symptôme douleur.

Il y avait à peine quelques mois que nous

nous occupions des applications médicales de l'électricité statique, lorsqu'un fait vint tout à coup nous démontrer d'une façon évidente combien cette croyance était hasardée. Un de nos malades, M. N..., souffrait depuis longues années de douleurs rhumatismales des membres inférieurs. Le siége principal de la douleur était dans les muscles de la partie antérieure des cuisses. D'après les idées admises jusqu'ici, ce cas exigeait à coup sûr l'usage de l'argent. Nous employâmes donc, pendant un mois, ce métal en courants, en frictions et en étincelles, et, à nôtre grand étonnement, nous n'obtînmes pas la plus légère amélioration. Nous commencions à désespérer lorsqu'un jour le malade nous avertit qu'il souffrait beaucoup moins dans les cuisses, mais que, par contre, il éprouvait dans la région abdominale des souffrances intolérables. Ce n'était pas la première fois que se produisait ce phénomène : tout à coup et sans cause connue, les douleurs abandonnaient les cuisses pour se porter sur l'abdomen. Bien que convaincu que la douleur du ventre était de même nature que celle des cuisses, nous eûmes l'idée d'abandonner l'argent qui ne nous avait pas réussi, et d'employer le cuivre rouge. A l'aide d'un excitateur de ce métal, nous pratiquâmes donc pendant dix minutes des courants et des frictions sur tout l'abdomen. A la fin de cette courte séance la douleur avait disparu, mais le lendemain les cuisses étaient redevenues douloureuses.

Frappé du résultat que nous avions obtenu la veille, nous électrisâmes les cuisses pendant quelques jours avec le cuivre. Après quelques séances, une amélioration notable se manifesta et s'accentua chaque jour davantage. Le cuivre rouge était donc le médicament qui convenait à ce malade : c'était bien le calmant électrique que ses douleurs réclamaient.

Nous pourrions, s'il était nécessaire, multiplier nos exemples, mais le fait que nous venons de rapporter ne prouve-t-il pas suffi-samment que la thérapeutique électrique était toute à faire il y a quelques mois. Le lecteur jugera par ce qui suit si cette immense lacune est comblée aujourd'hui.

Loin de nous la pensée de nier les guéri-sons de névroses que M. Beckensteiner dit avoir obtenues à l'aide de l'argent. Nous-même nous avons guéri plusieurs affections nerveuses par l'usage de ce métal. Mais ces malades avaient ce que M. le docteur Burq appelle une idiosyncrasie pour l'argent, de même que M. N... avait une idiosyncrasie pour le cuivre rouge.

De ce qui précède, il résulte qu'en électro-thérapie statique, il n'y a pas de spécifique. Le calmant qui réussit chez celui-ci, peut échouer chez celui-là; le platine qui est un tonique pour celui-là est sans action sur cet autre. Il faut donc trouver le remède qui con-vienne non-seulement à chaque maladie, mais à chaque malade. Ce problème, nous devons le reconnaître, est difficile et long à résoudre. Il est évident que par des expériences multipliées, par des tâtonnements sans nombre, c'est-à-dire en essayant pendant quelque temps chacun des médicaments connus, on pourrait, en notant les effets de chacun d'eux, arriver à découvrir celui qui doit réussir dans chaque cas donné. Mais combien cette expérimentation serait longue ! Et la plupart du temps le malade serait rebuté avant qu'elle fût achevée.

Nous en étions là lorsque la brochure de M. le docteur Burq nous tomba heureusement entre les mains. Nous connaissions depuis longtemps ses travaux sur le choléra, mais nous ignorions l'existence de son livre sur les applications des métaux aux maladies nerveuses (1). Ce savant confrère voulut bien nous initier à toutes les subtilités de sa méthode et nous lui en exprimons ici notre vive reconnaissance.

____

(1) *Métallothérapie.* Traitement des maladies nerveuses, par le Dr Burq ; 1871.

Nous sommes loin, disons-le toutefois, de partager toutes les idées de l'auteur de la métallothérapie. Mais il est incontestable que les faits physiologiques produits en quelques minutes par l'application des métaux chez les personnes atteintes d'affection nerveuse, permettent presque toujours de déterminer sûrement le remède qui, donné électriquement et administré quelquefois en même temps à l'intérieur, convient à chaque malade; car, répétons-le une dernière fois, le même remède est loin de guérir tous ceux qui souffrent du même mal.

Il en est du reste de même en médecine ordinaire. La belladone, par exemple, calme la névralgie faciale de celui-ci et est sans la moindre efficacité sur la névralgie faciale de celui-là. C'est que chaque malade, par sa constitution, par son tempérament, possède une idiosyncrasie particulière pour chaque médicament.

Donnons une courte analyse du système du docteur Burq que nous avons ajouté à notre méthode, afin de déterminer, en opérant comme nous dirons, l'agent qui doit être employé comme excitateur dans chacun des cas qui peuvent se présenter.

Tout d'abord il est nécessaire de bien définir ce qu'il faut entendre par le mot *idiosyncrasie* qui reviendra bien souvent sous notre plume. Nous ne pouvons mieux faire que de donner la définition qui se trouve dans Nysten :

« L'idiosyncrasie est une disposition qui fait que chaque individu a une susceptibilité particulière, une manière à lui propre d'être influencé par les divers agents capables d'impressionner d'une façon quelconque nos organes. »

C'est pour trouver l'idiosyncrasie, c'est-à-dire cette sensibilité thérapeutique propre à chaque individu que le docteur Burq a imaginé les ingénieuses expériences dont nous allons parler.

Dans la plupart des affections nerveuses, on rencontre presque toujours la diminution ou même l'abolition de la sensibilité de la peau. On a désigné cette diminution de la sensibilité cutanée sous le nom d'*anesthésie* et d'*analgésie*.

En même temps que l'analgésie, on observe du côté des muscles l'*amyosthénie*, c'est-à-dire la diminution de la myotilité ou force musculaire.

Ceci étant établi et une maladie nerveuse étant donnée, voici comment on procède pour reconnaître le métal qui influence davantage l'organisme du malade :

1º A l'aide d'un thermomètre placé dans chaque main, on constate quelle est la température à droite et à gauche et on note les chiffres obtenus pour chaque côté.

2° Avec le dynamomètre on mesure quelle est la force musculaire à droite et à gauche.

Chez un homme bien portant et de taille moyenne, la force musculaire du côté droit varie entre 48 et 55 kilogrammes. Du côté gauche elle doit être normalement d'environ un cinquième en moins. Lorsque ce rapport entre le côté droit et le côté gauche existe, on dit qu'il y a harmonie entre les deux côtés.

Chez la femme la pression musculaire de la main droite varie entre 30 et 40 kilogrammes, celle de la main gauche doit être, comme chez l'homme, d'un cinquième en moins.

3° A l'aide de l'esthésiomètre on examine à chaque avant-bras, l'état de la sensibilité de contact. Lorsqu'elle est normale, le malade doit avoir la sensation des deux pointes alors que leur écart n'est que de 3 à 4 centimètres, 5 au plus. Il arrive quelquefois que la sensibilité de contact est normale d'un côté et anormale de l'autre.

4° A l'aide d'une aiguille on recherche à chaque avant-bras l'état de la sensibilité à la douleur.

5° Enfin on constate sur les mêmes parties l'état de la circulation capillaire, c'est-à-dire que l'on observe si les piqûres faites avec l'aiguille laissent écouler un peu de sang, ou restent exsangues.

Ces différentes opérations se pratiquent sur la région externe des avant-bras, parce que ces parties sont facilement accessibles et qu'elles sont du reste le siége privilégié de l'anesthésie et de l'amyosthénie.

Toutes les observations qui précèdent étant bien notées, on commence alors les applications métalliques. Pour plus de clarté, nous allons prendre deux exemples et comparer l'or et l'argent dans une maladie nerveuse quelconque.

Dans la main droite on place un cylindre creux en or, et autour de l'avant-bras droit on applique un bracelet de même métal.

A gauche, on met dans la main un cylindre en argent et autour de l'avant-bras un bracelet également en argent.

Enfin dans l'intérieur de chacun des cylindres que le malade tient à pleine main, on place un thermomètre.

Au bout de dix à quinze minutes on constate que :

1° A gauche la température n'a pas changé, elle est toujours la même qu'avant l'application de l'argent. Tandis qu'à droite, où est l'or, elle est de 1 degré plus élevée qu'elle n'était. L'élévation de la température est par conséquent en faveur de l'or.

On enlève alors les cylindres et les armatures qui sont restés appliqués pendant 15 à 20 minutes et on répète les expériences préliminaires.

2° A l'aide du dynamomètre on voit que la force musculaire est restée la même à gauche, mais qu'elle a augmenté de 1 ou de plusieurs kilogrammes à droite. Cette augmentation de la force musculaire est encore en faveur de l'or.

3° Avec l'esthésiomètre, on constate que du côté gauche il faut encore un écart considérable des deux branches pour que le malade ait la sensation des deux pointes, tandis qu'à droite il les sent toutes les deux à une distance moindre qu'avant l'application métallique. Cette amélioration de la sensibilité de contact parle encore en faveur de l'or.

4° A l'aide de l'aiguille on reconnaît que l'insensibilité à la piqûre existe toujours à gauche. Au contraire, la piqûre est devenue plus ou moins douloureuse à droite. Ce retour de la sensibilité à la douleur plaide toujours la cause de l'or.

5° Enfin les piqûres sont restées exsangues à gauche, tandis qu'à droite elles donnent une ou plusieurs goutelettes de sang. Encore un signe en faveur de l'or.

Toutes les modifications obtenues à droite permettent dès lors d'affirmer que des deux métaux essayés, l'argent doit être rejeté, sinon comme nuisible, du moins comme absolument inutile dans le cas donné.

Est-ce à dire que ce soit l'or qui convienne? Non assurément. Il faut maintenant le comparer à un autre métal, le platine, par exemple, et en essayant ainsi successivement tous les métaux, on arrivera par voie de comparaison et d'élimination à trouver l'agent qui influence l'organisme plus que tous les autres : c'est celui-là qu'il conviendra d'employer en excitateur, et avec lui on pratiquera sur le malade les différentes opérations que nous connaissons.

Mais, nous l'avons établi, les propriétés de toute substance sont modifiées par le fluide électrique qui la transporte et la fait pénétrer dans l'économie par les pores de la peau et par les bronches. Il ne serait par conséquent pas étonnant de n'obtenir aucun bon effet d'un excitateur dont la nature aurait cependant été déterminée par les expériences délicates que nous venons de décrire. Nous avons donc cherché le moyen d'éviter l'insuccès qui nous menaçait et nous avons été assez heureux pour le trouver. Il consiste simplement à faire les applications métalliques et toutes les expériences dans une *atmosphère électrique*, c'est-à-dire pendant que le malade est sur l'isoloir en communication avec la machine. En procédant ainsi, on sera exactement fixé sur l'excitateur dont

la matière aura été désignée par les modifications qu'elle aura produites, dans une atmosphère électrique, sur la température, la force
musculaire, la sensibilité de contact, la sensibilité à la douleur et la circulation capillaire.

Avant de commencer le traitement électrique de n'importe quelle affection nerveuse,
il faut donc préalablement déterminer la nature de l'excitateur dont on devra se servir
pour produire soit le courant, soit la friction, soit l'étincelle. Ces expériences, nous
en convenons, sont un peu longues, mais dans
l'état actuel de l'électrothérapie statique,
elles sont indispensables pour obtenir sûrement la guérison. Du reste elles n'augmentent
nullement la durée de la cure, puisqu'elles
se font pendant que le malade reçoit le bain
fluidique qu'on doit toujours lui administrer
les trois ou quatre premiers jours de son
traitement.

Un jour viendra où les observations seront si nombreuses, si variées, si bien clas-
sées d'après la nature du mal, la constitu-

tion du sujet, etc., que chaque cas qui se présentera sera immédiatement rangé dans telle catégorie où l'on sait que tel médicament réussit toujours. Il faut donc que dès aujourd'hui tous les médecins qui appliquent notre méthode se mettent à l'œuvre et consignent soigneusement tous les cas qu'ils traitent; ceux qui viendront après nous n'auront plus qu'à bénéficier des observations que nous leur aurons léguées.

Le docteur Burq n'a étudié que l'action des métaux et, il le dit, il laisse à d'autres le soin de continuer les travaux qu'il a commencés. Il faut, en effet, aller plus loin et essayer les végétaux qui fournissent à la médecine de si nombreux et de si précieux médicaments.

L'essai des végétaux nous paraît aussi facile à faire que celui des métaux. Dans ceux qui ont de grosses tiges ou de grosses racines, on taille des cylindres et des rondelles, et l'on opère absolument comme on l'a fait avec des cylindres et des rondelles de métal.

Si la plante n'a que des tiges et des racines très-petites, on les réduit en poudre grossière que l'on délaye avec un peu d'eau pour en former une pâte épaisse que l'on applique autour des avant-bras et dans les mains. On agit de même lorsqu'on veut essayer les feuilles et les fleurs de n'importe qu'elle plante.

L'électrothérapie statique utilisera ainsi, non-seulement tous les métaux, mais encore tous les végétaux.

Lorsqu'une plante aura été désignée pour être employée électriquement dans le traitement d'une maladie nerveuse, rien de plus facile que de l'administrer.

Si la tige ou la racine est assez grosse, on en fait un excitateur qui s'emploie comme les excitateurs métalliques; nous avons ainsi des excitateurs d'un grand nombre de végétaux.

Si la plante est petite, on la réduit en

poudre, que l'on introduit dans un tube en
verre fermé à l'une de ses extrémités, et
présentant à l'autre un bouchon de liége AB
percé d'un trou qui laisse passer une petite
tige TR, ou une petite racine du même vé-
gétal qui remplit le tube, et dans la poudre

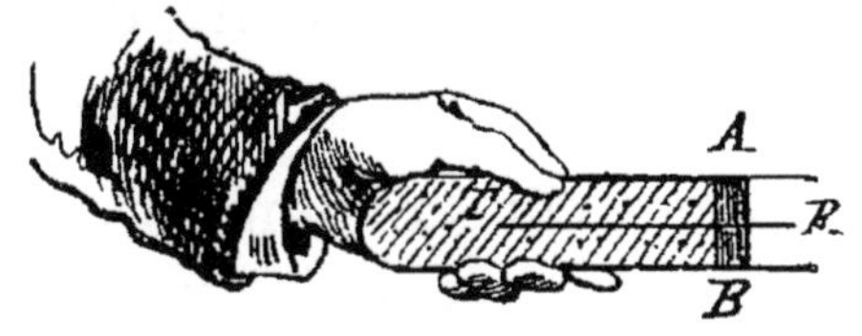

Fig. 10.

duquel elle plonge. Avec cet appareil, on
n'obtient pas d'étincelles, mais un courant
assez fort.

A l'aide de ce simple instrument, il n'est
pas une seule substance végétale qui ne
puisse être utilisée en électrothérapie.

Pour terminer ce chapitre, disons un mot
du traitement interne.

L'électricité statique, appliquée comme
nous l'avons dit, suffit presque toujours pour

triompher des affections nerveuses et rhumatismales qui ne sont liées à aucune lésion organique. Néanmoins, comme la quantité de médicament transportée par le fluide électrique est très-petite, il est bon quelquefois de donner à l'intérieur une préparation de même nature que celle de l'excitateur dont on se sert. Si la substance de l'excitateur employé est l'or, on fera prendre au malade une préparation d'or, et de cette façon on obtiendra la guérison, sinon plus sûrement, du moins plus rapidement.

D'autres fois on réussit mieux en prescrivant à l'intérieur une substance différente de celle de l'excitateur. On prend alors comme remède interne celui qui est indiqué par la nature même de la maladie. Je suppose que l'on ait affaire à une hystérie pour laquelle le cuivre a été indiqué en excitateur; au lieu de donner à l'intérieur une préparation de cuivre, on se trouvera mieux, dans certains cas, d'administrer un des remèdes ordinaires de l'hystérie, la valériane, par exemple. Et la réunion de l'électricité, de l'action externe et électrique du cuivre et de l'action interne de la valériane réussira très-vite à guérir l'affection en question, quand auparavant chacun de ces agents, employé isolément, avait échoué. Seul, le médecin est capable d'apprécier, d'après les conditions particulières à chaque cas, s'il est nécessaire de donner, en même temps que l'électricité, des remèdes internes, et quels sont ceux qu'il convient de prescrire. La seule chose qu'il ne doive jamais oublier, s'il veut réussir et éviter tout inconvénient, c'est de toujours les donner à des doses inférieures aux doses habituelles, parce que le fluide électrique augmente à la fois leur absorption et leur énergie.

VI.

OBSERVATIONS CLINIQUES.

Notre intention n'est pas de rapporter ici les observations de tous les malades que nous avons traités. Nous dépasserions de beaucoup les limites de notre cadre. Nous nous bornerons à choisir quelques cas plus particulièrement intéressants et dans lesquels notre traitement a eu un plein succès.

Commençons par les névroses.

On appelle *névroses* des affections nerveuses caractérisées par des troubles de sensations, de mouvements, d'intelligence qui se manifestent pendant la vie sans que l'on puisse constater à l'autopsie de lésions anatomiques capables de les expliquer.

Occupons-nous d'abord de la plus épouvantable des névroses, l'*épilepsie*, souvent désignée sous le nom de *haut-mal* et qui passe pour incurable.

Epilepsie.

L'enfant qui fait le sujet de cette observation s'est présenté à notre consultation le 1er novembre 1871. Voici ce que ses parents nous ont raconté :

Un jour, la bonne qui l'avait conduit à la promenade, en le tenant sur les bras, le laissa tout à coup tomber à terre. L'enfant, qui n'avait alors que deux ans, eut très-peur et fut immédiatement pris d'une affection cérébrale qui guérit, mais en laissant à sa suite des accidents épileptiques. Ceux-ci devinrent chaque jour plus fréquents et plus violents et bientôt la maladie prit un caractère d'une extrême gravité. Non-seulement les attaques présentaient une violence peu commune, mais elles revenaient plusieurs fois dans la même journée, de telle sorte que par leur fréquence et leur longue durée elles laissaient à peine quelques heures de répit au petit malade.

Les médecins qui lui donnèrent des soins prescrivirent les remèdes ordinaires, surtout la belladone ; rien ne réussit : les attaques ne diminuèrent ni en fréquence, ni en intensité. Les parents, en face de l'inutilité des médications employés, cessèrent tout traitement, laissant au temps le soin d'apporter quelque soulagement à leur enfant.

En grandissant, en effet, les crises devinrent un peu moins fréquentes, mais elles se montraient encore trois ou quatre fois par semaine, et il en survenait quelquefois deux et même trois dans la même journée. En même temps, un nouvel accident parut : le bras droit s'atrophia et se paralysa ; la main droite s'atrophia également et l'articulation du poignet se contourna sur elle-même, de telle sorte que la face palmaire de la main regardait en dehors et la face dorsale en dedans. Tout ce membre était absolument inerte : l'enfant ne pouvait s'en servir ni pour s'habiller, ni pour manger, ni pour faire quoi que ce fût.

Tel était l'état du jeune M..., lorsqu'il nous fut amené. Il avait alors 12 ans : il était donc épileptique depuis dix années et paralysé du bras et de la main droite depuis huit ans. Il ne nous paraît pas sans intérêt d'ajouter que dans la nuit qui précéda le jour où il vint chez nous, c'est-à-dire dans la nuit du 31 octobre, l'enfant éprouva deux attaques d'épilepsie qui furent violentes et durèrent longtemps.

Le jour même nous lui fîmes commencer notre traitement électrique, en ayant soin de n'employer que les moyens les plus doux. A partir de ce moment il n'eut plus d'attaque. Sa constitution très-affaiblie, très-anémique, s'améliora aussi sensiblement. Le bras se développa et prit chaque jour de la force.

La main revint à sa position normale. Il lui fut possible, chose qu'il n'avait jamais pu faire, de tourner le bouton d'une porte pour l'ouvrir, de mettre ses gants, de tenir et de serrer dans sa main toutes sortes d'objets. Enfin, il fut capable de se livrer à un travail pénible et difficile consistant à tourner une manivelle pendant deux heures consécutives.

Il cessa le traitement juste deux mois après l'avoir commencé et, à cette époque, il n'existait plus la moindre trace d'épilepsie.

Six mois après nous avons revu l'enfant, aucun accident n'avait reparu.

Paralysie avec aphasie.

M. le baron de B... est venu nous consulter le 1ᵉʳ septembre 1871. Il est âgé de 60 ans ; il est grand et gros, d'un tempérament très-sanguin, de taille athlétique. Il a un peu abusé des liqueurs fortes et beaucoup des plaisirs sexuels. C'est toujours à la suite d'excès de ce genre que ce sont produites les *trois hémorrhagies cérébrales* dont nous allons parler.

La première eut lieu au mois de juin 1868. Le malade resta quelques heures sans connaissance ; puis il ressentit un engourdissement général très-marqué qui disparut au bout de quelques jours de traitement.

La seconde apoplexie le frappa peu de temps après, au mois de novembre de la même année. Il éprouva les mêmes symptômes que la première fois, qui comme la première fois aussi cédèrent aux prescriptions du médecin.

Une troisième attaque, qui fut beaucoup plus grave que les précédentes, survint au mois de novembre 1869, juste un an après la seconde. A la suite de cette hémorrhagie cérébrale et malgré le traitement le plus actif, la santé du malade resta très-altérée. On observa l'*hémiplégie* ou paralysie de tout le côté droit ; en outre, l'abolition de la mémoire et la perte de la parole. Malgré tous les moyens mis en usage dont les principaux furent les saignées et les purgatifs répétés, tous ces symptômes persistèrent, et lorsque M. le baron de B... vint nous demander nos conseils, il était dans l'état suivant :

1° Le bras droit n'avait aucune force, la main droite ne pouvait rien serrer, rien tenir et depuis deux ans M. de B... avait cessé non-seulement d'écrire, mais même de pouvoir signer son nom.

2° La jambe droite était également beaucoup plus faible que l'autre. Le malade ne pouvait faire que de très-courtes promenades, et encore avait-il besoin de l'aide d'un bâton ou du bras d'un ami.

3° La mémoire avait disparu en grande partie. Le commandant oubliait à chaque instant les choses qu'il connaissait le mieux : nous l'avons vu souvent chercher en vain à se rappeler le nom de ses amis les plus intimes.

A.   7

4° Enfin il y avait de l'aphasie, c'est-à-dire que la parole était très-difficile, très-hésitante. Le malade bégayait toujours; il avait la plus grande difficulté à articuler les mots les plus faciles, et se trouvait dans l'impossibilité absolue de prononcer tous ceux qui contiennent la lettre *r*.

Nous fîmes immédiatement commencer au baron de B... le traitement électrique. L'amélioration se manifesta dès les premiers jours, et la guérison fut des plus rapides.

Au bout de vingt électrisations, lui, qui depuis deux ans ne pouvait signer son nom, écrivait trois lettres de suite de quatre pages chacune. Il marchait sans canne et ne se trouvait nullement fatigué par une promenade de deux heures. La mémoire était revenue avec une égale rapidité, et il se rappelait les noms, les dates, les faits, qu'il avait oubliés depuis longtemps. Enfin, la parole était moins embarrassée.

L'amélioration progressa chaque jour,

et au 15 novembre, après deux mois de traitement, le baron de B... ne présentait plus trace de paralysie. Tout le côté droit, bras et jambe, était aussi vigoureux que l'autre côté. La mémoire était aussi claire, aussi vive qu'autrefois. Seule, la parole laissait encore un peu à désirer; mais la gêne était peu sensible. Lorsque le temps est beau, sec, et que le malade n'a éprouvé aucune émotion, la parole est nette et parfaitement normale; mais lorsque le temps est sombre, pluvieux, lorsque surtout, ce qui lui arrive quelquefois, le malade se met en colère, alors elle redevient un peu hésitante.

« Tous les auteurs, dit le docteur Tripier dans son *Manuel d'électrothérapie*, sont d'accord pour repousser le traitement électrique des paralysies encéphaliques, tant que la lésion d'où elles procèdent n'est pas en voie de réparation, ou même tant que la somme de réparation possible n'est pas obtenue. On admet que dans ces circonstances l'excitation électrique est sans objet mais non sans danger; que l'excitation portée inévitablement à la partie malade par les nerfs sensitifs sollicite cette partie à réagir et la constitue ainsi dans un état qui favorise le retour des accidents ou leur exacerbation. »

« Jusqu'ici, ajoute le docteur Tripier, nous n'avons vu dans la médication électrique appliquée au traitement des paralysies d'origine encéphalique qu'un modificateur empirique du symptôme extérieur. L'action des courants sur la nutrition, action chimique directe ou médiate, permettra-t-elle un jour de s'attaquer à la lésion centrale, de favoriser la résorption des caillots, la réparation de la substance nerveuse ramollie, etc.? »

Cette question, l'électricité statique l'a résolue. Le fluide électrique, nous l'avons dit plusieurs fois, est avant tout un régulateur des fonctions, un dispensateur d'équilibre. Il régularise la circulation sanguine, aussi bien que la circulation nerveuse, et il aide ainsi à la résorption des caillots. Aussi, non-seulement jamais nous n'avons d'accident en commençant le traitement le plus près possible du début de l'hémorrhagie, mais la guérison est beaucoup plus sûre et surtout beaucoup plus rapide que lorsque le malade a attendu plusieurs mois avant de venir réclamer nos soins.

Ces quelques lignes font voir encore quel abîme sépare l'électricité statique de l'électricité dynamique.

Ataxie locomotrice progressive.

L'ataxie locomotive progressive n'est guère connue que depuis une quinzaine d'années et grâce aux travaux de M. Duchenne (de Boulogne) et de l'illustre professeur Trousseau qui, les premiers, en ont donné une description complète. Avant eux, on la confondait avec la myélite et diverses paralysies. C'est cependant une affection bien commune et que chaque jour le médecin rencontre dans la pratique.

La dénomination fatale de *progressive* que lui a donné M. Duchenne n'a plus sa raison d'être aujourd'hui que, par l'électricité statique, nous sommes toujours sûrs de l'arrêter dans sa marche envahissante. Nous avons traité un grand nombre d'ataxiques, et toujours nous sommes parvenu à imposer une barrière au mal. Si tous n'ont pas obtenu une amélioration plus grande, c'est uniquement parce qu'ils n'ont pas eu la patience de continuer le traitement assez longtemps. Deux ou trois mois, en effet, ne sauraient suffire pour triompher d'une affection aussi tenace et dont aucune médication n'a pu encore avoir raison.

Nous rapporterons seulement une observation qui est, croyons-nous, de nature à intéresser le monde médical.

M. H. de la M..., 48 ans, homme de lettres,

est venu nous consulter le 1er juillet 1872.

Les premiers symptômes de l'*ataxie loco-motrice progressive* dont il est atteint remontent à douze ou quinze ans en arrière. Ils consistaient en douleurs intercostales fugitives et en altérations visuelles avec tendance marquée au strabisme et à la diplopie. Sous l'influence de peines morales de diverse nature, l'état général s'était singulièrement aggravé : sommeil, appétit, embonpoint, tout avait succesivement disparu. Il consulta tour à tour plusieurs célébrités médicales de Paris qui conseillèrent une saison à Ems (1866). L'année suivante, il fut envoyé à Vichy sans obtenir la moindre amélioration ; il revint même plus souffrant.

Cependant la maladie allait toujours grandissant. Les douleurs fulgurantes, intolérables, devenaient de plus en plus fréquentes et prenaient le caractère de crises. Le dépérissement général augmentait, et M. de M... devenait incapable de tout travail intellectuel : la vue seule d'un livre lui causait une répugnance particulière, et l'idée d'écrire même quelques lignes insignifiantes lui inspirait un insurmontable dégoût. C'est à ce moment qu'un état hémorrhoïdal très-douloureux se manifesta en même temps qu'une constipation rebelle et un affaiblissement sensible de la vessie.

De nouvelles consultations firent ordonner les eaux d'Aix (1868). L'effet de cette cure fut peu appréciable; l'hivernage à Paris devint impossible et le malade fut dirigé sur Nice. Douleurs de plus en plus vives, amaigrissement continu, troubles de la vue plus grands, incontinence d'urine et premiers désordres dans la locomotion.

Les bains de vapeurs térébenthinés sont alors prescrits et interrompus au vingtième par l'exténuation du malade et l'inefficacité du moyen.

De retour à Paris, une seconde saison à Aix fut conseillée, sans plus de résultat que la première.

Nouvel hivernage à Nice, pendant lequel

M. de M... prend 104 bains turcs. Ces bains, où le malade passait d'une étuve de 70 degrés à une piscine de 7 à 8 degrés, accompagnés de massage et de frictions, n'ont été aucunement curatifs, mais ont déterminé un certain bien-être.

Rentré à Paris, il commence un traitement électrique (mais par l'électricité dynamique), avec un médecin spécialiste connu. Chaque jour il était électrisé pendant une heure à l'aide d'une pile de 60 éléments, et chaque matin il s'électrisait lui-même dans son lit avec une pile de 12 éléments. Aucune amélioration appréciable n'est obtenue par cette médication.

Chassé de Paris par l'invasion, le malade ne peut dépasser Orléans où il s'alite. Il traverse ce rude hiver de 1870-1871 dans les conditions les plus pénibles. Le moral reste bon, mais le corps s'affecte de plus en plus. La marche devient beaucoup plus difficile et plus désordonnée, et les chutes se font fréquentes. Les douleurs fulgurantes deviennent presque quotidiennes, et une insomnie implacable est le partage de toutes ses nuits. A ce moment, le malade est tellement découragé qu'il résiste à tout conseil de médication nouvelle et semble résolu à s'abandonner tout à fait.

C'est le 2 juillet qu'il commence à suivre notre traitement. Au bout d'un mois, une amélioration sensible s'était déjà manifestée : diminution notable des douleurs, augmentation de l'appétit, retour du sommeil, état moral meilleur.

A la fin de la première année de la cure, le goût du travail était revenu et le malade publiait plusieurs travaux littéraires importants et très-appréciés.

Il y a dix-huit mois que nous soignons M. de M..., mais le traitement a été plusieurs fois interrompu : tous les deux mois environ nous faisons reposer le malade pendant un mois au moins. Les douleurs atroces d'autrefois ont entièrement disparu. C'est à peine si dans tout le cours de cet hiver, il a ressenti trois ou quatre fois quelques douleurs qui ont immédiatement cédé à deux ou trois électrisations administrées à une demi-heure d'intervalle. L'appétit est bon, l'embonpoint a reparu et les muscles ont repris leur force. La sensibilité des jambes, absolument abolie, est revenue entière. L'incontinence d'urine n'existe plus, la marche est meilleure; seul, l'équilibre laisse encore à désirer. Mais le résultat immense que nous avons obtenu et qu'aucune autre médication n'est capable de produire, ne nous laisse aucun doute sur la guérison définitive. On comprend qu'il faille un temps très-long pour déraciner complètement un mal qui date d'une quinzaine d'années.

Plusieurs des médecins qui, autrefois, ont donné leurs soins à M. de la M..., sont eux-mêmes étonnés de l'amélioration obtenue et sont les premiers à lui crier : patience et persévérance.

Rhumatisme.

Les affections rhumatismales sont essentiellement du domaine de l'électrothérapie statique. Il est fort rare qu'elles se montrent longtemps rebelles à cette médication. Chaque jour il nous arrive d'obtenir des cures complètes, et toujours nous sommes assuré de procurer un soulagement immédiat. Nos observations abondent et nous n'avons que l'embarras du choix. Nous nous bornerons à en relever une seule.

M. G..., âgé de 58 ans, d'un tempérament extrêmement nerveux, a été atteint, au mois de juin 1871, d'un rhumatisme musculaire de l'épaule et du bras gauches.

Voyant que les douleurs résistaient à l'usage des préparations et frictions calmantes, le médecin fit appliquer plusieurs vésicatoires volants sur l'épaule et sur le bras et prescrivit le repos du membre.

Tous ces moyens ne diminuèrent pas les

douleurs, et trois mois après, le 20 septembre, lorsque M. G... vint nous consulter,
il présentait les symptômes suivants :

1° Douleurs extrêmement vives occupant
toutes les masses musculaires de l'épaule et
les muscles du bras gauche. Ces douleurs
augmentent encore par la plus légère pression
et par le plus petit mouvement, à tel point
que le malade ne sait quelle position prendre
pour moins souffrir ;

2° Impossibilité absolue de faire exécuter
au membre le moindre mouvement. Les
douleurs ont entraîné une sorte de paralysie
du bras que le malade ne peut ni étendre, ni
lever vers la tête, ni porter derrière le dos.
Il ne peut donc ni s'habiller, ni mettre son
paletot, ni faire quoi que ce soit ;

3° Etat général d'une excessive irritabi-
lité.

Nous commençâmes le traitement le jour
même. Comme le malade était très-irri-
table, que les douleurs de l'épaule et du
bras étaient extrêmement vives, et que les

vésicatoires continuaient à suppurer, bien qu'ils eussent été appliqués depuis long-temps et qu'on eût cherché, par différents moyens, à les faire cicatriser, nous fûmes obligé d'employer les procédés les plus doux et de laisser de côté les étincelles. Le bain électrique et les courants calmants furent presque seuls mis en usage.

Néanmoins, après deux mois seulement, M. G... était guéri. Les douleurs rhumatismales avaient disparu, le bras avait recouvré tous ses mouvements, enfin le tempérament avait été favorablement modifié, M. G... était beaucoup moins nerveux, beaucoup moins impressionnable.

Contracture des muscles.

M. le comte D..., âgé de 40 ans, a été atteint, en 1851, à la suite d'une chute de cheval, d'une fracture du tiers inférieur de la cuisse gauche. Pendant deux mois le membre fut immobilisé dans une gouttière et, lorsque la consolidation fut opérée, il se trouva raccourci d'un centimètre environ.

Depuis cette époque jusqu'au jour où il vient nous consulter, M. le comte D... éprouve les symptômes suivants :

1° Contracture des muscles de la partie postérieure de la cuisse qui empêche le membre de s'étendre complètement et lui donne une forme arquée à convexité antérieure;

2° Claudication assez prononcée résultant de cette contracture;

3° Douleurs assez vives ayant leur siége à la partie inférieure de la cuisse et à la partie supérieure de la jambe. Elles présentent surtout une grande acuité au niveau de l'articulation du genou et deviennent extrêmement aiguës par l'impression du froid et de l'humidité.

Tel était l'état du malade lorsqu'il vint nous demander conseil le 1er février 1872. Il est nécessaire de noter qu'à ce moment les douleurs du genou étaient extrêmement violentes par suite d'une imprudence du comte qui, quelques jours auparavant, avait été dans une chasse à courre exposé pendant quatre heures à une pluie battante.

Au bout de deux mois et demi de traitement, tous les symptômes que nous venons d'énumérer avaient disparu et le malade était débarrassé de ses douleurs et de son infirmité.

Rhumatisme.—Affaiblissement général. Prostration morale.

M. le colonel vicomte de T..., 59 ans, présentait l'état suivant lorsqu'il est venu réclamer nos soins en octobre 1871.

1° Douleurs rhumatismales dans tous les membres et à la partie inférieure des reins. Le bras gauche est plus particulièrement atteint : il est très-douloureux à sa partie supérieure et surtout au niveau de l'articulation scapulo-humérale. Les mouvements de ce membre sont très-difficiles et le malade a la plus grande peine à mettre son paletot et à porter le bras en haut ou en arrière ;

2° La vue est sensiblement affaiblie ; non-seulement M. de T... est obligé d'avoir recours à des verres assez forts, mais depuis quelques années les yeux sont devenus si sensibles que, dès qu'il descend dans la rue, ils deviennent rouges et larmoyants ;

3° Depuis un an environ, le malade est atteint d'une sorte de tristesse, de spleen qui lui enlève toute énergie physique et morale.

Après un mois de notre médication, le vicomte de T... nous écrivait :

« Je suis complètement guéri de toutes « mes infirmités et je n'exagère rien en di- « sant que je me trouve, au moral comme « au physique, plus jeune de vingt ans. »

Hystérie. — Chorée.

Le traitement électrique est incontestablement celui qui convient le mieux aux femmes qui ont des *vapeurs*, des *maux* ou des *attaques de nerfs*, qui souffrent, en un mot, à un degré quelconque de l'*hystérie*, l'une des affections les plus communes.

Sans crainte d'être taxé d'exagération, on peut dire que dans les grandes villes, à Paris surtout, où une vie agitée et factice remplace l'existence naturelle, il n'y a que très-peu de femmes qui en soient complètement exemptes ; si toutes n'ont pas de véritables attaques de nerfs, toutes éprouvent de temps à autre quelques *phénomènes nerveux*.

Les moyens thérapeutiques les plus vantés sont l'éther, le chloroforme, la valériane, la belladone, l'opium. Ils apaisent ordinairement les crises, mais rarement ils produisent une guérison définitive, quelquefois même ils ne procurent aucune amélioration. En résumé, ce sont, dans la plupart des cas, des palliatifs, des calmants temporaires et non de véritables agents curatifs.

A l'aide de la méthode nouvelle on calme rapidement tous les phénomènes nerveux, on diminue l'intensité et la durée des crises, on les éloigne de plus en plus, et finalement on empêche leur retour. Aussi, même parmi les plus impressionnables, toutes les femmes qui le connaissent sont-elles les premières à réclamer le secours de cet agent qui les soulage immédiatement.

L'électricité statique est également le meilleur moyen curatif contre la *chorée*, plus souvent appelée *danse de Saint-Guy*, qui frappe tous les âges, mais surtout l'enfance de 10 à 12 ans.

Névralgies.

Les névralgies sont des affections caractérisées par une douleur plus ou moins vive ayant son siége dans les cordons nerveux.

Lorsque les douleurs névralgiques sont liées à l'existence d'une lésion organique ou d'une tumeur quelconque, il n'y a qu'un moyen de les faire cesser, c'est de faire disparaître la cause qui les a déterminées et les entretient.

Mais quand la névralgie est *essentielle*, il n'est rien d'aussi efficace que l'électricité, quel que soit le siége du mal.

Nous avons traité un grand nombre de malades, principalement des femmes, atteints de *névralgies faciales* des plus douloureuses, et toujours nous avons réussi. Si nous les électrisons pendant la crise, nous arrivons presque toujours à la calmer par une ou deux électrisations successives. En continuant ensuite le traitement pendant un temps qui dépend de la gravité et de l'ancienneté du mal, on triomphe presque toujours de ces douleurs souvent atroces et rebelles à tous les médicaments.

Nous sommes arrivé, par notre méthode, à guérir des *névralgies faciales* qui existaient depuis plus de vingt ans et laissaient rarement le malade un jour sans souffrir. Inutile de dire que tous les remèdes imaginables avaient été tour à tour essayés sans le moindre avantage.

Nous avons souvent aussi fait disparaître des *névralgies intercostales* très-rebelles. Nous devons même ajouter qu'elles cèdent plus promptement que les névralgies de la tête.

Il en est de même de la névralgie du *nerf sciatique*. En ce moment même, nous traitons M. F..., atteint depuis six mois d'une *sciatique* intense contre laquelle ont échoué : essence de térébenthine, vésicatoires, frictions de toutes sortes, etc. Quoique nous n'électrisions ce malade que depuis trois semaines, la douleur a déjà disparu.

Les accès de *migraine* résistent rarement à une ou deux électrisations, et la maladie elle-même est bientôt vaincue par la continuation du traitement.

En résumé, toutes les névralgies, quel

que soit leur siége, guérissent toujours par l'usage de l'électricité statique telle que nous l'administrons.

Quant à la durée de la cure, elle varie naturellement avec l'ancienneté du mal. Lorsqu'il est récent, il cède très-rapidement. Il y a quelques semaines, Mme M... vint nous prier de la débarrasser d'une névralgie faciale qui la faisait horriblement souffrir et rendait le sommeil impossible. Comme la névralgie ne datait que de huit jours, elle fut sensiblement calmée dès la première électrisation et à la quatrième elle avait tout à fait disparu.

Gastralgie. — Vomissements nerveux.

M. L..., 32 ans, tempérament nerveux, vint nous consulter le 1er décembre 1872.

La maladie dont il est atteint remonte à huit années. Pendant six ans, elle n'a pas été continue, c'est-à-dire qu'elle laissait quelquefois le malade deux ou trois mois sans souffrances. Mais depuis deux ans elle ne lui laisse pas un moment de repos. Les symptômes qu'il éprouve sont :

Pesanteur à l'épigastre, gonflement de l'estomac, dégoût pour toute espèce de nourriture, principalement pour la viande, vomissements alimentaires continuels qui forcent le malade à se soumettre à une diète sévère. Néanmoins il y a : continuation de vomissements liquides très-abondants et d'un goût acide, renvois également acides, douleurs très-vives à l'estomac, insomnie.

Le médecin ordinaire employa tour à tour : purgatifs, magnésie, asa fœtida, valériane, belladone, préparations de cuivre, pilules de Vallet, lavements calmants et antispasmodiques, viande crue, charbon, serviettes mouillées sur l'estomac, etc., mais le résultat fut absolument nul.

Voyant l'inutilité de ses efforts, le médecin soumet son malade à l'usage exclusif du lait. La diète lactée arrête les vomissements au bout de huit à dix jours, mais les crampes d'estomac persistent et ne sont calmées que par le lait pris régulièrement à une heure et demie d'intervalle. Un plus long espace de temps est facile à constater par le retour des crampes ; aussi la nuit, lorsque le malade s'endort, est-il brusquement réveillé toutes les deux heures par des crampes qu'il calme en avalant une tasse de lait, et il en est ainsi tout le jour et toute la nuit. Les vomissements ayant cessé, le malade essaie, à différentes reprises, de prendre quelques aliments, mais aussitôt des douleurs stomacales atroces se font sentir, et la nourriture est rejetée comme autrefois.

Lorsque M. L... vint nous consulter, il y avait neuf mois qu'il n'avait pris aucun aliment et qu'il suivait exclusivement le régime que nous venons d'indiquer. Nous le soumîmes immédiatement à l'action de l'électricité, en raison de la nature essentiellement nerveuse de la maladie, de son ancienneté et de l'inefficacité de tous les remèdes ordinaires.

Dès la cinquième séance, une amélioration notable se manifeste. Le malade se couche à dix heures et s'endort. Au lieu d'être réveillé une heure ou deux après par sa crampe habituelle, il ne se réveille que le lendemain matin à sept heures et sans aucune douleur à l'estomac. Dans cette même journée, il peut, en se livrant à son travail habituel, rester trois et même quatre heures sans prendre de lait. Depuis, l'amélioration s'est prononcée de plus en plus ; une ou deux fois seulement, il y a eu de légères crampes la nuit. Dix jours après le commencement de notre médication, nous fîmes prendre à M. L... des boulettes de viande crue et, aussitôt après, une cuillerée de charbon de Belloc : le tout fut parfaitement supporté. Au bout de vingt jours il digéra facilement, côtelette, bifteck, etc. Enfin, après un mois de traitement, M. L... se trouva guéri et cessa de venir.

Nous avons traité un assez grand nombre de maladies semblables, et toujours avec succès ; mais rarement la guérison a été aussi rapide.

Asthme. — Emphysème pulmonaire.

Les succès obtenus dans les névroses par l'électricité statique devaient naturellement engager les médecins à l'essayer contre l'*asthme*. D'autant plus qu'il est parfaitement démontré par l'expérience de chaque jour que le bain fluidique exerce une action des plus bienfaisantes sur la respiration qu'il rend plus libre et plus facile.

Lorsque l'asthme est *essentiel*, c'est-à-dire qu'il existe seul, sans lésions organiques, sans bronchite, et qu'il est uniquement constitué par des accès de suffocation plus ou moins fréquents de nature nerveuse, le traitement électrique en vient facilement à bout.

Mais généralement l'emphysème pulmonaire est lié à l'existence d'un catarrhe. Dans ce cas l'électricité seule ne suffit pas pour obtenir la guérison, mais c'est encore le moyen le plus sûr pour produire une amé·lioration notable et rendre la vie supportable aux malheureux qui souffrent de cette douloureuse affection.

Parmi les asthmatiques auxquels nous donnons des soins, se trouve M. F..., secrétaire d'un des grands journaux de Paris. Il est âgé de 57 ans et malade depuis sept années. Il a des crises d'une intensité vraiment étonnante qui reviennent plusieurs fois par jour; l'accès du soir présente surtout une violence extrême. Il y a quelques jours encore, M. F... rentrait chez lui à dix heures pour se coucher, lorsqu'il fut subitement pris par un accès de suffocation atroce qui ne s'est terminé qu'à deux heures du matin, heure à laquelle il put enfin quitter ses vêtements et se mettre au lit.

M. F... a vainement tout essayé. Il est allé pendant bien des années aux Eaux-

Bonnes, à Cauterets, au Mont-Dore, sans en retirer le moindre avantage.

Il a commencé, il y a quelques mois, à suivre le traitement électrique, et depuis il respire beaucoup plus librement. Tous les matins, une électrisation de dix minutes lui procure pour toute la journée un bien-être inconnu depuis longtemps.

Il est arrivé bien des fois à ce malade d'être pris, en montant sur l'isoloir, d'un accès violent. Nous nous empressions de faire mettre la machine en mouvement et l'accès s'arrêtait comme par enchantement. Ce fait s'est renouvelé maintes fois ; aussi sommes-nous persuadé que si les asthmatiques avaient toujours à leur disposition une machine électrique et pouvaient, trois ou quatre fois par jour, se faire électriser pendant quelques minutes, ils arriveraient sinon à une guérison complète, du moins à éloigner beaucoup les accès et à en diminuer singulièrement la durée et la violence.

Lorsqu'il existe un catarrhe, comme chez

M. F..., il faut, bien entendu, administrer en même temps les remèdes ordinaires : eaux sulfureuses, goudron, térébenthine, acide arsénieux, etc.

Il nous serait facile de rapporter un grand nombre d'observations du même genre, car nous occupant beaucoup des affections de poitrine, il nous est souvent donné de traiter des asthmatiques. Mais l'exemple que nous venons de citer suffit, pensons-nous, pour montrer l'efficacité de l'électricité dans cette maladie.

Surdité.

La surdité est une affection contre laquelle l'électricité statique a souvent été employée avec plus ou moins de bonheur. Lorsqu'il existe un vice de conformation ou une lésion organique, il n'y a rien à espérer de son emploi. Avant tout, il faut donc, comme le recommande M. le docteur Ménière, s'assurer :

que le conduit auditif externe est libre, que
la membrane du tympan n'est pas altérée,
que le canal de la trompe est perméable,
que l'air arrive librement dans la caisse et
que celle-ci ne contient aucun corps étranger.
On est alors assuré que c'est le système nerveux auditif qui est le siége du mal et qu'il
n'existe qu'une paralysie plus ou moins complète du nerf acoustique, ou une atonie de
a membrane du tympan, et, dans l'un et
l'autre cas, la guérison par notre méthode
est pour ainsi dire certaine.

Nous avons traité avec succès un grand
nombre de surdités. Nous citerons seulement une guérison.

Madame M... est venue nous consulter au
mois de janvier 1872. Voici ce qu'elle nous
a dit :

En 1861, à la suite de longs et profonds
chagrins, Mme M... éprouva, pendant plusieurs mois, dans le côté droit de la face,
des douleurs névralgiques extrêmement
violentes que rien ne put calmer. Un jour,

en parlant à une dame qui venait lui rendre visite, elle sentit que le côté malade se contractait, toutefois cette sensation étant peu douloureuse, elle n'y fit pas grande attention.

Le soir elle se mit à table comme d'habitude, mais en portant la première cuillerée de potage à la bouche, elle s'aperçut que cet aliment s'échappait au dehors et que le mouvement de la joue et de la moitié droite des lèvres était aboli. Son mari observa, en outre, que la paupière supérieure ne pouvait plus s'abaisser et que l'œil restait largement ouvert. On fit aussitôt venir un médecin qui reconnut une *hémiplégie faciale* ou *paralysie de la septième paire*.

En même temps, l'*ouïe* fut complètement éteinte du côté droit.

Le médecin fit tout d'abord usage de l'électricité, mais de l'électricité voltaïque, et l'emploi de cet agent non-seulement ne procura aucune amélioration, mais causa à la malade des douleurs si cruelles que l'on dut y renoncer après la quinzième séance.

Les vésicatoires à la face et à la nuque, l'iodure de potassium à haute dose, les antispasmodiques de toutes sortes, etc., furent employés sans plus de résultat.

Lorsque nous vîmes Mme M..., elle avait depuis longtemps cessé tout traitement, et le temps avait un peu amélioré son état. L'œil n'était plus ouvert, mais le muscle orbiculaire des paupières se contractait beaucoup plus faiblement qu'autrefois. La joue était toujours flasque et la mastication du côté malade impossible.

Toutefois, le symptôme le plus prononcé était la *surdité* qui, loin de diminuer, s'était encore accentuée : Mme M... n'entendait aucun bruit du côté droit et était fort incommodée de cette infirmité. C'est dans l'espoir de la faire cesser qu'elle vint réclamer nos soins.

Nous commençâmes donc le traitement électrique, en ayant soin de n'employer d'abord que les procédés les plus doux, car cette cliente était très-effrayée, se rappelant toujours les souffrances que lui avait fait endurer l'électricité dynamique. Lorsqu'elle eut acquis la certitude qu'aucune douleur n'était à craindre, nous dirigeâmes des étincelles dans l'intérieur de l'oreille (voir fig. 7, p. 54), et l'amélioration ne tarda pas à se faire sentir. Mme M... commença à entendre des sons forts, puis de plus en plus faibles, le tic tac de sa montre et, au bout de deux mois, la surdité qui avait onze ans de date, avait complètement disparu.

Amaurose.

On trouve dans les auteurs un grand nombre d'exemples de guérisons d'*amauroses* par l'électricité statique. Wilkinson, dans son *Essai philosophique sur l'électricité*, cite plusieurs guérisons que Hay (de Leeds) et Floyer (de Dorcester), célèbres chirurgiens, ont obtenues. Bonnefoy, de Saussure, Wesley, Mauduyt, ont également opéré quelques guérisons. Mauduyt recommandait d'employer la méthode de Cavallo, suivie en Angleterre, qui consiste à diriger dans l'œil largement ouvert le courant produit par une pointe de *bois*.

Malgré les observations positives qui nous ont été transmises, nous ne pouvons croire que l'amaurose soit aussi facilement guérissable que le croyaient nos devanciers, parce que, ainsi que le fait justement remarquer M. le Dr Tripier, le diagnostic de cette affection ne pouvait être à cette époque établi d'une façon rigoureuse. Mais ces observations prouvent d'une façon indubitable que, dans un assez grand nombre de cas, l'électricité statique a triomphé du symptôme *cécité*.

Pour notre part, nous avons traité un grand nombre de personnes dont la vue était très-affaiblie et toujours nous l'avons sensiblement améliorée.

Nous avons, entre autres, soigné un malade de 50 ans, aveugle depuis l'âge de 9 ans. Un oculiste distingué de Paris nous engagea à essayer l'électricité. Au bout d'un mois, M. H... affirmait qu'il distinguait mieux le jour de la nuit. Malheureusement il nous fut impossible de continuer le traitement plus longtemps, ce qui était nécessaire en raison de la gravité et de l'ancienneté du mal : M. H... quitta Paris.

Dans ces sortes d'affections, et malgré une pratique déjà longue, nous ne pouvons encore invoquer aucun fait de guérison complète, mais l'amélioration que nous avons obtenue dans un grand nombre de cas nous autorise à penser que l'électricité statique est encore le moyen qui offre le plus de chances de succès.

Action de l'électricité statique sur la menstruation. — Dysménorrhée.

Tous les médecins qui se sont occupés des applications de l'électricité statique au trai-

tement des maladies s'accordent à reconnaître que cet agent est le plus grand régulateur de la menstruation. Il nous a bien
souvent été donné de constater cette vérité,
et nous pourrions rapporter nombre de
guérisons d'*aménorrhée* et de *dysménorrhée*
obtenues par nous. Nous nous contenterons
de relever trois observations types qui ré-
sument à peu près tous les cas qui peuvent
se présenter dans la pratique.

OBSERVATION I.— Mme C..., âgée de 25 ans,
de bonne constitution, mariée depuis six ans,
est depuis quelques années très-mal réglée.
Les menstrues ne viennent jamais à l'époque
réglementaire : tantôt elles paraissent deux
fois dans le même mois, tantôt elles sont
deux mois sans venir, et toujours leur apparition est précédée, pendant trois ou quatre
jours, de douleurs extrêmement violentes
dans la région utérine, au siége, aux han-
ches et à la partie supérieure des cuisses. La
malade a fait usage pendant quatre ans, et

sans aucun succès, de tous les remèdes recommandés dans ce cas.

Mme C... vint nous consulter le 10 avril 1872. Depuis deux jours elle ressentait des douleurs horribles dans le bas-ventre, dans les cuisses et à la partie inférieure des reins. C'étaient les symptômes précurseurs des menstrues qui ne devaient pas tarder à paraître. L'examen le plus attentif ne révélant aucune cause organique, nous dûmes attribuer cette dysménorrhée à un état nerveux assez prononcé remontant à trois années seulement, au dire de la malade. Bien des fois les narcotiques et les antispasmodiques ayant été inutilement administrés, tant à l'intérieur qu'à l'extérieur, nous crûmes inutile d'y recourir de nouveau, et l'électricité fut conseillée.

Le jour même une séance de dix minutes fut administrée. Les douleurs se calmèrent, et lorsque la malade revint le lendemain elle souffrait à peine. Le soir les règles parurent et suivirent leur cours ordinaire.

A.   9

L'usage de l'électricité fut suspendu pendant les quatre jours de leur durée; puis on reprit le traitement. Les règles revinrent juste à leur date ordinaire et sans souffrance. Afin d'éviter une rechute, Mme C... persista plusieurs mois à se faire électriser pendant les huit jours qui précédaient l'époque menstruelle, et le sang continua à venir exactement chaque mois sans aucune difficulté. Plus tard Mme C... suspendit son traitement, et depuis la menstruation est toujours restée parfaitement régulière.

OBSERVATION II. — Mlle C..., âgée de 15 ans, a grandi très-rapidement. Ses membres sont grêles, sa poitrine très-étroite; elle transpire souvent, s'enrhume facilement et présente tous les symptômes de la *chloro-anémie*. Elle a été réglée à l'âge de 14 ans, et pendant six mois ses règles sont venues régulièrement. A cette époque elles cessèrent et les premiers signes de chlorose apparurent. L'huile de foie de morue, les préparations de fer, de quinquina, etc., furent administrées sans aucun succès : les menstrues ne revinrent pas.

En présence de l'inefficacité bien démontrée de la médication ordinaire, nous songeâmes à l'électricité statique qui fut administrée chaque jour à la jeune malade pendant huit à dix minutes. Après un mois de soins, les règles reparurent sans difficulté, l'appétit revint, les névralgies de la tête disparurent, les sueurs nocturnes se supprimèrent, les pertes blanches, qui depuis six mois étaient très-abondantes et fatiguaient beaucoup cette jeune fille, cessèrent. Le traitement fut encore continué pendant un mois, au bout duquel la guérison était achevée : la chloro-anémie avait disparu. Depuis cette époque, nous avons souvent revu M_{lle} C...; sa menstruation est très-régulière et sa santé ne laisse rien à désirer.

Notons en passant que les pilules de Vallet et le vin de quinquina, qui jusqu'alors

avaient été ordonnés sans résultat appréciable, ont pu être très-utilement continués,
grâce à la simultanéité du traitement électrique.

OBSERVATION III.— Cette observation est
des plus remarquables et nous ne saurions
trop appeler sur elle l'attention de nos confrères.

Mme D..., âgée de 35 ans, est depuis
quatre ans atteinte de *phthisie pulmonaire.*
Lorsque cette dame nous fit appeler, le mal
était arrivé à son dernier degré et les deux
poumons étaient atteints. Depuis une année,
la malade n'avait pas quitté son lit et n'a-
vait pas vu ses règles depuis plus de deux
ans. Les lésions du poumon étaient trop
étendues pour qu'il nous fût possible de
songer à guérir l'affection de poitrine qui,
au dire du médecin habituel, devait avoir
un dénouement très-prochain. Le symptôme
qui incommodait surtout la malade était la
fièvre hectique, qui tous les soirs se montrait

avec une violence extrême et accompagne-
ment de sueurs nocturnes très-abondantes.
Le médecin de Mme D... avait vainement
employé tous les moyens dont la science
dispose. Nous les administrâmes de nouveau, mais sans plus de succès.

Nous pensâmes alors à l'électricité que
nous avions vu nombre de fois déjà faire
cesser la fièvre hectique qui accompagne le
troisième degré de la phthisie. Malheureusement, ainsi que nous l'avons dit, Mme D...
ne quittait plus son lit depuis longtemps.
Toutefois, comme elle était très-courageuse,
elle se fit envelopper de chaudes fourrures,
porter dans une voiture et amener chez
nous où elle fut électrisée tous les jours.
En même temps, nous lui fîmes suivre une
partie de *notre traitement* contre les *maladies de poitrine*. Nous disons une partie seulement, car Mme D... était trop faible pour
qu'on pût songer à lui faire prendre des pulvérisations.

Sous l'inflence de cette double médication, la fièvre hectique disparut, l'appétit, le sommeil, les forces revinrent, et après une vingtaine d'électrisations la malade pouvait facilement monter et descendre son escalier en s'appuyant simplement sur le bras d'un aide.

Mais, phénomène plus extraordinaire, au bout de deux mois, Mme D... vit reparaître ses règles qui durèrent cinq jours et produisirent une nouvelle amélioration dans l'affection pulmonaire.

Malheureusement le mauvais temps arriva et la malade ne put continuer ses visites. Les règles cessèrent de nouveau et Mme D... finit par succomber, mais seulement huit mois après, pendant lesquels elle se maintint dans un mieux relatif qui étonnait tout le monde. Une méningite tuberculeuse étant venue compliquer son affection première, elle mourut au mois de février dernier.

Diarrhée chronique. — Anémie.

M. G..., un des journalistes les plus connus de Paris, âgé de 60 ans, est venu nous consulter pour la première fois le 1ᵉʳ décembre 1871. Il avait toujours eu un tempérament sanguin, une constitution pléthorique, un embonpoint assez prononcé, et jusqu'à l'âge de 58 ans il n'avait jamais été malade.

Au commencement de l'année 1870, M. G... fut atteint d'une diarrhée grave qui, en dépit de toutes les médications qu'on lui opposa, persista pendant vingt mois et fit maigrir le malade de plus de quarante livres.

Lorsque nous vîmes M. G..., la diarrhée avait cessé en partie ; cependant elle revenait encore une et même deux fois chaque semaine. Le malade était très-amaigri, très-affaibli, très-anémique, très-abattu au physique et au moral.

Sous l'influence du traitement électrique il se manifesta une amélioration presque immédiate, et après un mois seulement nous constatâmes :

1° La disparition presque complète de la diarrhée, qui ne revenait plus qu'à de très-

rares intervalles pour cesser presque aussitôt et sans le secours d'aucun médicament
autre que l'électricité statique ;

2° Le retour notable des forces ;

3° Le retour d'un léger embonpoint, très-
sensible à la figure ;

4° La disparition de cette pâleur jaunâtre
du visage qui était remplacée par la couleur
rose, fraîche d'autrefois;

5° Enfin la prostration morale, la tristesse
avaient disparu en même temps que l'état
général s'était amélioré, et le malade avait
recouvré sa gaieté perdue depuis longtemps.

A ce moment, c'est-à-dire après un mois
de soins, M. G... interrompit sa cure
pour s'occuper uniquement de la guérison
d'un eczéma très-rebelle, très-douloureux,
siégeant à l'épaule gauche et existant déjà
depuis plusieurs mois. M. G... nous
écrivit :

« Mon médecin s'occupant particulière-
« ment en ce moment d'en finir avec les ac-
« cidents à la peau dont je vous ai parlé, m'a

« prescrit des soins qui me prennent un
« temps assez considérable. J'ai donc été
« forcé d'interrompre le traitement par l'é-
« lectricité, mais j'espère bien le reprendre
« plus tard et dans de meilleures conditions.
« En attendant, laissez-moi, Monsieur, vous
« remercier de vos bons soins : j'ai pu en
« apprécier l'efficacité et je serai toujours
« très-heureux de faire savoir aux autres le
« profit que j'en ai tiré moi-même.
     « Veuillez, etc.   A. G. »

Incontinence d'urine.

Valleix, dans son *Guide du médecin praticien*, définit ainsi l'incontinence d'urine :
« L'écoulement involontaire de ce liquide
ayant lieu d'une manière continue ou intermittente, sans rétention préalable et disten-
sion de la vessie. »

L'incontinence d'urine est une affection
extrêmement commune, surtout chez les
vieillards. Elle dépend d'un grand nombre

de causes, parmi lesquelles, en première ligne, il faut compter les lésions du cerveau et de la moelle épinière, qui déterminent la paralysie du sphincter; les excès de toutes sortes ; enfin la paralysie de la vessie.

Il y aussi les causes chirurgicales : calculs, lésions de la prostate, etc. Contre ces dernières, l'électricité est inutile. Il convient de s'adresser au chirurgien qui, en supprimant la cause, fait cesser l'incontinence.

Mais il n'en est pas de même lorsque l'incontinence est due à une paralysie de la vessie. Là, l'électricité statique est vraiment souveraine. Nous avons soigné et guéri un nombre très-considérable de malades atteints d'incontinence.

Quand la maladie était seulement due à une paralysie de la vessie, survenue avec l'âge, nous sommes toujours arrivé à en devenir maître en très-peu de temps. L'un de nos malades, le général, baron de K..., n'avait pas moins de 87 ans, et avait épuisé tous les remèdes connus.

Chez les malades atteints d'ataxie locomotrice progressive, où l'incontinence est si prononcée, la guérison ne tarde pas à arriver; c'est même presque toujours du côté de la vessie que se manifestent les premiers signes d'amélioration.

Sous l'action de la médication électrique, la vessie la plus inerte reprend bien vite son énergie primitive, l'organe affaibli se réveille et se tonifie d'une façon frappante, et la guérison est bientôt complète.

Action tonique et reconstituante de l'électricité statique chez les sujets affaiblis et chez les vieillards.

Parmi tous les toniques, l'électricité est un des plus puissants et des plus propres à ranimer l'action vitale. Elle donne une énergie et une force nouvelles à tous les sujets affaiblis par le travail, les maladies ou les excès. Que d'exemples nous pourrions citer à l'appui de notre dire. Nous en rapporterons un qui offre un intérêt véritable par la gravité de la maladie que jusqu'ici on regardait comme incurable.

M. B... (1), atteint d'une *phthisie pulmonaire* arrivée au troisième degré, se présente à notre consultation le 16 juillet 1870. Les symptômes généraux étaient très-alarmants : inappétence complète, affaiblissement très-prononcé, abattement moral très-grand, sueurs nocturnes abondantes, fièvre hectique, etc. En présence de la fièvre hectique, nous conseillâmes de joindre à *notre traitement de la phthisie pulmonaire*, l'action de l'électricité, ce que le malade accepta avec empressement, ayant le plus grand désir de guérir et ne négligeant rien pour y arriver. Au bout de quelques séances la

---

(1) On trouvera dans notre ouvrage sur le *Traitement et la guérison des maladies de poitrine*, que nous achevons en ce moment, l'observation détaillée de ce malade.

fièvre hectique disparut, et quelques jours plus tard nous constatâmes avec un peu d'étonnement, nous devons le dire, la disparition des sueurs, le retour de l'appétit et des forces, et après douze séances le malade s'aperçut, en se faisant peser, que le poids de son corps avait augmenté de cinq livres. Disons en passant que ce malade guérit.

Dans la convalescence qui suit les longues maladies, comme la fièvre typhoïde, on rétablit les forces et le jeu de toutes les fonctions avec une rapidité que l'on ne peut attendre d'aucune autre médication. Dans ces différents cas nous donnons presque toujours en même temps les toniques ordinaires. On favorise ainsi l'action électrique et on abrége la durée de la cure.

Chez les vieillards les forces vitales sont très-affaiblies, et tous les organes ne fonctionnent que difficilement et imparfaitement. Aussi l'électricité leur convient-elle beaucoup, et nombre de fois nous sommes arrivé à rendre à des vieillards l'appétit, le sommeil, l'énergie physique et morale qui semblaient les avoir abandonnées pour toujours.

Les médecins du siècle dernier connaissaient parfaitement l'action tonique et reconstituante de l'électricité dans la vieillesse. Toutefois ils avaient constaté comme nous que, pour obtenir ce résultat, il faut quelquefois un laps de temps assez long et en rapport, bien entendu, avec l'âge et le degré d'affaiblissement du sujet.

En résumé, quels que soient la constitution et le tempérament du malade, quelle que soit sa maladie, fût-elle incurable, toujours l'état général et l'état moral se trouvent avantageusement modifiés.

Abattement physique et moral.

Sous le nom d'*abattement physique et moral*, il faut entendre un état morbide caractérisé par l'ensemble des symptômes suivants :

A la suite de grands chagrins causés, soit par la mort d'un parent ou d'un ami, soit par des pertes d'argent, etc., que de gens deviennent tristes, moroses, *hypochondriaques!* Plus d'appétit, plus de sommeil, les forces s'en vont et le cerveau cesse de fonctionner.

Qui n'a pas rencontré des malades atteints de ces affections vagues, sans nom déterminé, lentement minés et dépérissant de jour en jour? Ils avaient vainement employé les amers et tous les toniques pour relever leurs forces, les narcotiques contre l'insomnie. Ni les distractions, ni les voyages n'avaient pu avoir raison de leur insurmontable tristesse.

Soumis au traitement électrique, ces malades ont toujours et très-rapidement constaté une amélioration singulière. Avec les forces vitales réveillées, la gaieté, l'appétit, le sommeil, l'embonpoint revenaient à l'envi, et nombre d'entre eux ont pu nous écrire, sans qu'il y ait eu la moindre exagération : « Au moral comme au physique, je me trouve plus jeune de vingt ans. »

Fièvre hectique. — Phthisie pulmonaire.

On donne le nom de *fièvre hectique* à une fièvre particulière qui se manifeste dans la dernière période de la phthisie pulmonaire, et qui est causée par la désorganisation et la suppuration des poumons. Tantôt cette fièvre est continue avec redoublemont le soir et la nuit, tantôt elle survient par accès, quelquefois si réguliers qu'elle simule parfaitement une fièvre intermittente quotidienne. Elle est toujours accompagnée de sueurs plus ou moins abondantes, et plus tard de cette diarrhée si fatigante, si affaiblissante et si rebelle à laquelle on a donné le nom de *diarrhée colliquative*.

L'apparition de la fièvre hectique dans le cours de la phthisie est du plus fâcheux augure, parce qu'elle donne une impulsion nouvelle à tous les autres symptômes et dénote une résorption morbifique, signe d'une fin prochaine si l'on n'arrive pas très-promptement à triompher du mal.

Le sulfate de quinine, les préparations de quinquina, l'acide arsénieux, en un mot, tous les médicaments dont la médecine dispose ont été essayés sans le moindre succès contre cet état qui menace d'emporter rapidement le malade.

Comme nous nous occupons depuis long-temps et d'une façon toute spéciale des *maladies de poitrine*, nous avons cherché un moyen de faire cesser cette fièvre hectique et nous l'avons trouvé dans l'usage de l'électricité statique.

Nous avons électrisé un très-grand nombre de poitrinaires épuisés par la fièvre hectique contre laquelle nons avions inutilement tout employé, et toujours nous avons vu cette fièvre disparaître après douze ou quinze séances pour ne plus revenir. Les sueurs nocturnes et les vomissements disparaissaient en même temps.

En rendant aux phthisiques l'appétit, le

sommeil et l'embonpoint, l'électricité statique leur donne du même coup l'énergie
nécessaire pour résister plus efficacement
au mal dont ils sont atteints, sans compter
qu'elle permet au médecin d'avoir plus de
temps devant lui pour lutter avantageusement
contre l'ennemi (1).

(1) L'auteur se propose de soumettre très-pro-
chainement à l'examen de l'Académie un traitement
tout nouveau sur la *Phthisie pulmonaire*. S'il ne l'a
pas fait plus tôt, c'est qu'il attendait d'avoir un
nombre de faits assez concluants pour enlever à sa
découverte tout caractère hasardeux.

TABLE DES MATIÈRES.

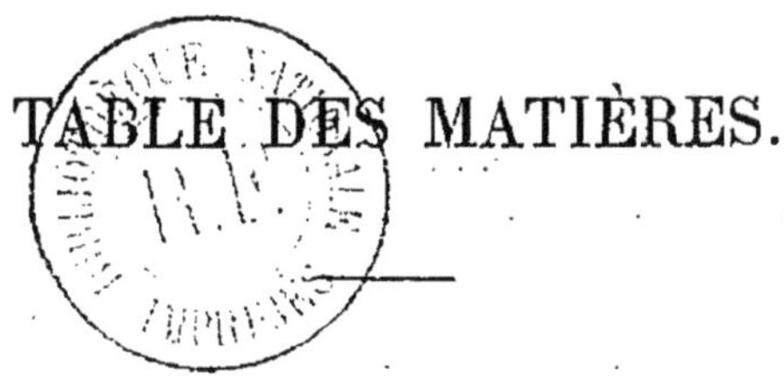

Chapitre VI.

FIN DE LA TABLE.

Paris. — Typ. A. Parent, r. Monsieur-le-Prince, 31.